aldo ferrara

guida al sistema sanitario nazionale

Art. 32 della Costituzione

La Repubblica tutela la salute come fondamentale diritto dell'individuo e interesse della collettività, e garantisce cure gratuite agli indigenti.

Nessuno può essere obbligato a un determinato trattamento sanitario se non per disposizione di legge. La legge non può in nessun caso violare i limiti imposti dal rispetto della persona umana.

Andamento percentuale del Fondo per il SSN

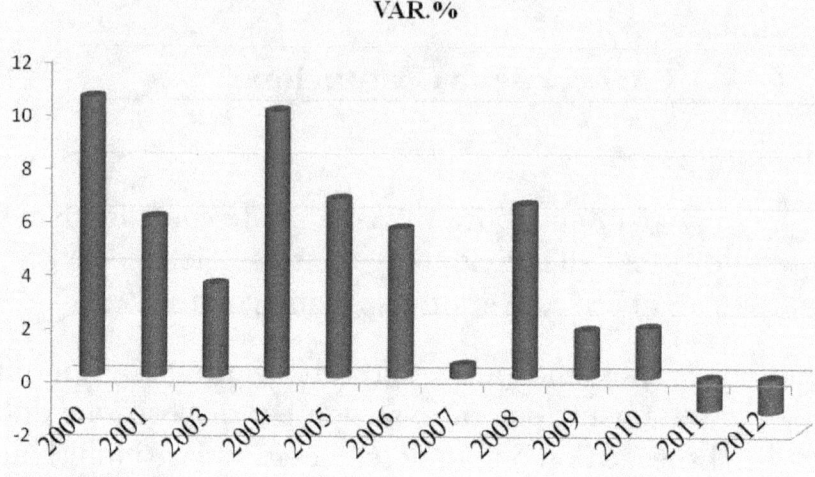

VAR.%

Percentuale di cittadini dichiaratisi insoddisfatti del SSN

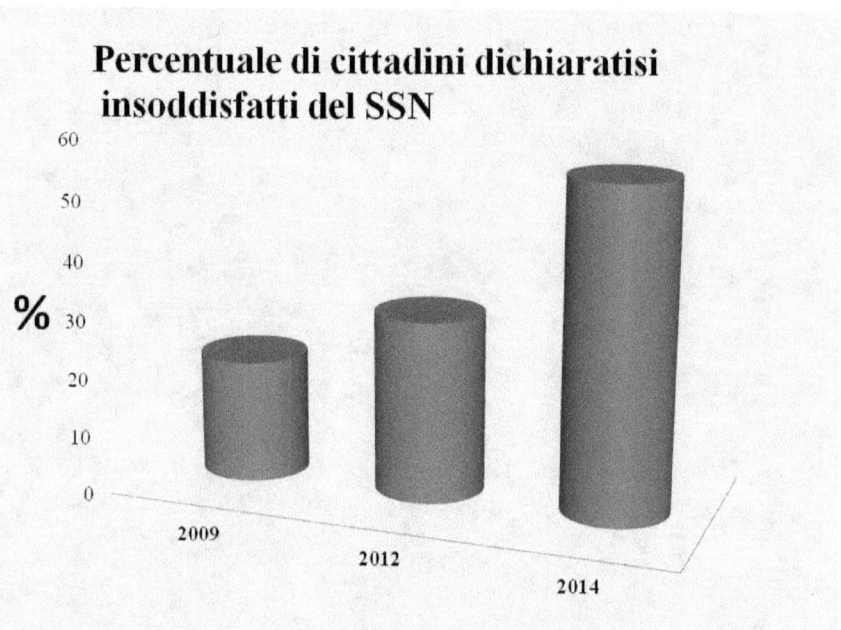

Distribuzione della spesa sanitaria 2013-2014

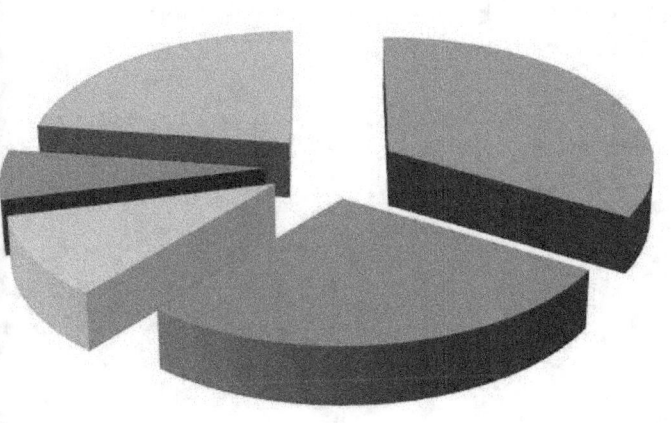

■ PERSONALE
■ BENI &SERVIZI
■ SPESA FARMAC.
■ MEDICINA BASE
■ ALTRE PREST. PRIVATO

Si ringraziano i Direttori de GliStatiGenerali.com e Frontiere.eu, Dr. Jacopo Tondelli e Dr. Leonardo Servadio, per aver concesso la pubblicazione di alcuni articoli già editi.

Indice

Queste poche pagine sono l'aggiornamento del Volume *"Quinto Pilastro, il tramonto del SSN"*, Prefazione di Silvio Garattini, Bonfirraro Ed., 2016.

Un aggiornamento necessario perché la materia legislativa è in divenire, anche se non sostanzialmente, ogni anno con la Legge di Stabilità. Ma quello che vogliamo sviluppare, quale logico e necessario corollario del volume, è la filosofia politica e al contempo legislativa che si allontana sempre di più dalle necessità del cittadino, che deve resistere alla malattia **o** deve cedere le sue sostanze al sistema sanitario privato. Come titolammo con Luigi Rosafio, nel 2013, il comparto della Sanità è diventato un *"Rione Sanità"* (Aracne Ed., 2013) e come sottotitolo *"Chi si ammala è perduto"*.

Dalla premessa del volume Quinto Pilastro"

....Salute, sanità, scuola, servizi pubblici, sicurezza, con le sue molteplici declinazioni. Termini riferiti ai compiti precipui dello Stato e tutti con una consonante d'inizio, tortuosa come la "S". Una via difficile da perseguire, rotta peregrina che richiede adattabilità, anche politica e numerosi momenti di cambio di passo.

... Non solo e non tanto malasanità ma soprattutto mala gestio e malfunzionamento, quindi dolo e negligenza rispettivamente, che assurgono a

*ruolo di cause primarie del disavanzo del Sistema Sanitario Nazionale (SSN). [1]Venti anni di aziendalizzazione sono stati sufficienti per svelare il volto duro e cinico di una strutturazione che ha trasformato il malato in cliente. Così da **Servizio** è assurto a **Sistema**, e come tale lo chiameremo in avanti, una macrostruttura amministrativa, politica, finanziaria, che ha perso la sua connotazione originaria.*

---

[1] SSN, declinato dai media come Servizio Nazionale Sanitario, è in realtà un Sistema e come tale lo chiameremo.

IL DIRITTO ALLA SALUTE:
se non ora quando?

Lavoro complesso e articolato quello di spulciare tra le pieghe del Bilancio. Alcuni risultati sono stati trasferiti sul volume " Quinto Pilastro, il tramonto del SSSN", 2016. Qui riportiamo, tra l'altro, una silloge di articoli pubblicati, nel 2017, su "glistatigenerali.com", diretto da Jacopo Tondelli e su "www.frontiere.eu", diretto da Leonardo Servadio.

Difficile dar torto all'astensionismo quando temi vitali come la sanità vengono elusi, salvo le contese tra pro e no-vax. Altrettanto problematico per la politica come giustificare che il Capitolo di spesa più alto del nostro Bilancio statale, la Salute appunto, venga da

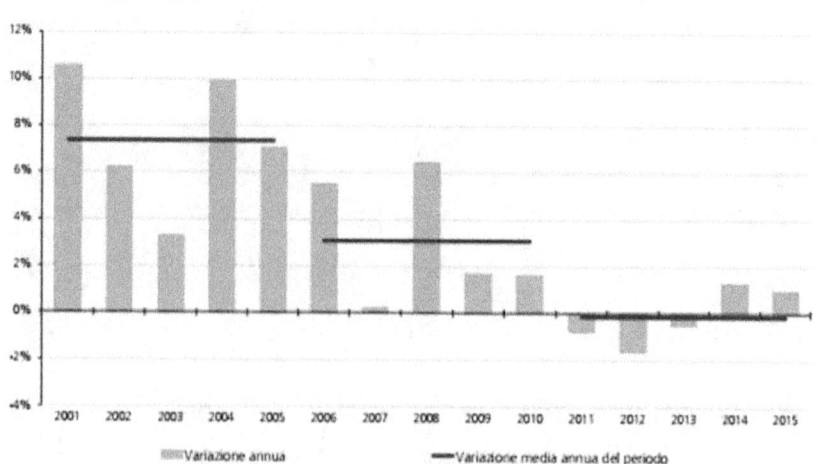

Fig. 2.1: spesa sanitaria corrente di CN – Anni 2001-2015 *(variazioni percentuali)*

Fonte: Istat, Conto economico consolidato della protezione sociale per il settore di intervento della sanità e per il settore istituzionale delle amministrazioni pubbliche, Aprile 2016.

anni derubricato a vera Cenerentola Ministeriale. Ogni anno la Legge di Stabilità comporta tagli e mancati investimenti specie per la Sanità (fig. 1).Come afferma il Rapporto n.3, 2016 del Min. Economia,"... *a fronte di un tasso di crescita medio annuo del 7,4% nel quinquennio 2001-2005, il tasso di crescita del quinquennio successivo scende al 3,1%. Tale andamento si è ulteriormente consolidato nel periodo 2011-2015, dove la spesa sanitaria registra un tasso di variazione medio annuo leggermente negativo pari a -0,1%."*

Quando alla fine degli anni sessanta, si fece strada il principio della universalità nelle cure, paritarie e partecipi, (Riforma Mariotti degli ospedali, 1968 e nascita del SSN nel 1978, L.833) non avevamo più risorse di oggi. Tuttavia appaiono evidenti due criticità: l'insufficienza, in parte dovuta alla disparità regionale nell'offerta, che penalizza molte fasce di cittadini e la mancata individuazione di un trend di eccellenza che il SSN, pur in grado di offrire, stenta ad individuare per il futuro.

Difficile dunque giustificarsi con i 12 mln di cittadini che rinunciano alle cure; o per i 4.4 miliardi *out of pocket* per ticket, farmaci, visite specialistiche ed accessi al pronto soccorso (Rapporto Oasi 2012 dell'Università Bocconi; Rapporto Censis 2015; Ferrara A. *Quinto Pilastro*, 2016). Cosa dire ai cittadini che ricorrono al privato perché vi sono sospinti della insostenibilità delle liste d'attesa (Ferrara e Rosafio, 2013)?

La spesa sanitaria privata delle famiglie è lievitata, dai 29.6 mld del 2007 ai 34 del 2016 per effetto di ticket, cura specialistica privata che è ormai abituale per il 41.3 % dei pazienti mentre in parallelo cresce il livello di povertà assoluta (4 mln 742 mila nel 2016) e povertà relativa (8 mln 465mila), per un totale di 13 mln 207 mila. Secondo il Rapporto CREA (Università di Roma, Tor Vergata) nel 2017 altri 138 mila nuclei familiari hanno contribuito out of pocket alle spese sanitarie nella misura del 25%, facendo impennare la spesa sanitaria privata a 36 mld.

In una sana campagna elettorale qualunque candidato dovrebbe saper affrontare il problema in modo convincente e scegliere degli obiettivi. Quali? Almeno tre: a) Recupero delle *incoming priorities*; b) Riqualificazione delle strutture periferiche;c) I nuovi farmaci.

1.Recupero delle *incoming priorities*

Liste d'attesa

L'agenda politica ritiene che la lunghezza delle liste per ricoveri e diagnostica sia una delle principali cause di insoddisfazione. In realtà questo nodo è la conseguenza e non la causa dei problemi. Discende dalla rarefazione della Medicina Territoriale per i tagli ai piccoli centri, come i punti nascite, e lo spostamento dell'offerta sanitaria nelle Aziende Ospedaliere, poste di solito nelle aree urbane o metropolitane. Mentre i centri periferici potrebbero essere convertiti in Punti di

Prima diagnostica per le piccole e medie patologie. Vero è che nelle aree metropolitane di Milano e Roma risiede il 70 e 40% della popolazione lombarda e laziale rispettivamente e che dal 2050 il 70% dell'intera popolazione sarà urbana, ma attualmente ben il 65% della popolazione vive in aree rurali ed extraurbane. A tale popolazione è riservato il disagio della desertificazione sanitaria e quando si reca in città trova liste interminabili. Il 77% di coloro che accendono una polizza assicurativa è motivato proprio dall'infinito tempo di attesa.

Invecchiamento della popolazione.

Un elevato numero di over 65 ha imposto una nuova classe di età (ultraottantenni) definita IV età. La popolazione mondiale sta invecchiando in tutti i Continenti: lo scenario demografico dei prossimi decenni indica che il numero degli over65 è destinato a raddoppiare tra il 1990 e il 2025. Nel 2030, più del 25% della popolazione europea e, nel 2050, più del 30% degli italiani avranno più di 65 anni. In base alle stime dei Centri Studi ONU, nel 2050 per l'Italia si prevede un declino dei soggetti attivi (1.5 persona attiva per ogni non attiva, a fronte del rapporto 3.7 per ogni attiva del 2000 (Pitrelli N., 2017). Tuttavia, proprio per le deficienze del SSN, contestuali all'incremento del numero delle famiglie in indigenza, il trend potrebbe subire un'involuzione. I soggetti della III e IV età vanno distinti in apparentemente sani e quelli con conclamata patologia, ipercronica spesso e in genere per sé degenerativa e dunque invalidante. Basti pensare alle gravi patologie osteoartrosiche, all'obesità, all'ipertensione arteriosa, alla celiachia, tutte forme invalidanti ad alta connotazione sociale.

Ne consegue il distinguo tra condizione prognostica *"quoad vitam"* e *"quoad valetudinem"*. Poiché quest'ultima risulta sempre più spesso inficiata, costi e modalità di trattamento- in regime di ricovero, domiciliare, riabilitativo- tendono a creare un picco di spesa, che un attento Amministratore avrebbe dovuto prevedere già dal trend di aspettativa di vita e ascrivere nel bilancio di previsione.

La forma degenerativa più diffusa nei soggetti anziani è l'artrosi, prima causa di dolore e disabilità in Europa e di disabilità lavorativa nel 30% di soggetti con meno di 65 anni; in Italia ne sono affetti circa 4 milioni di persone (circa il 12.2%).

Quanto alle forme infiammatorie il Ministero Salute, ha rilevato in Italia circa 780.000 persone affette da Artrite Reumatoide (300.000) e Spondiloartropatie, tra cui l'Artrite Psoriasica (480.000) con una spesa sui 4 miliardi di euro/anno.

Malattia di Alzheimer

Malgrado siano "solo" 600 mila, i malati di Alzheimer in Italia, comportano una spesa media annua pari a 70.587 euro pro capite, ripartiti nel modo seguente: a) costi diretti 18.941€ (27%) e b) costi indiretti 51.645€ (73.2%) di cui il 60% circa a carico delle famiglie.

Obesità e Sindrome metabolica

In Italia, il 33.1% della popolazione è in sovrappeso (50% degli uomini e 34% delle donne) e il 19.7% in obesità franca2. Negli USA i picchi del 60% della popolazione hanno cause precise negli stili di vita ed abitudini quali fast food e cibi ipercalorici.

In Italia, paradossalmente, è più diffusa al Sud (40% della popolazione) con un preoccupante coinvolgimento dell'età infantile ed adolescenziale. Secondo Lucioni et al. (2005), i costi possono essere ascritti nella misura di 1.500€/anno per paziente per un totale presunto di 17 mld €/anno.

Neoplasie

Non cessa il trend di crescita del Ca polmonare a dispetto di relativa diminuzione dei fumatori stabili (il 26.4% degli uomini e il 15.6% delle donne). In questo gioca l'inquinamento atmosferico urbano, specie nelle piccole medie città, con costi che si aggirano sui 4/5 mld anno. La cultura della salvaguardia ambientale certo stenta a decollare in Italia, ove in alcune aree-sacche non si è riusciti a conciliare l'occupazione lavorativa con il rispetto ecologico (Brindisi, Taranto, Mestre).

---

[2] Osservatorio Epidemiologico Cardiovascolare Italiano Ital (2004) Heart J 5[Suppl 3]:49S–92S

2. Riqualificazione delle strutture periferiche.

La politica fin qui seguita è quella del "taglio dei rami secchi" intesi come strutture sanitarie periferiche poco utilizzate. Un esempio è venuto a fine dicembre 2015 con la chiusura di 72 mini-ospedali per 3000 posti letto. Ma il significato e il messaggio vanno ben al di là delle strutture cassate. La tendenza è quella di accorpamento nelle Aziende Ospedaliere, nate del riordino ospedaliero D.Lgs 502/1992, con successive modificazioni della Legge Bindi-Zecchino (DPR 217 del 31.12.99). Si dà il colpo di grazia alla Medicina Territoriale, ossia alla distribuzione dell'offerta diagnostica e sanitaria nelle periferie nei centri non serviti e soprattutto distanti dal capoluogo. Ne consegue una maggiore difficoltà per i pazienti, specie anziani di recarsi in un centro diagnostico di base e/o terapeutico di base, rapidamente e senza spostamenti sul territorio.

Prima Conseguenza

• Vengono penalizzati i territori meno dotati di infrastrutture sanitarie e con maggior peso tributario. Sicilia e Sardegna, ad esempio, presentano già il rapporto più svantaggioso della spesa regionale pro-capite e, per la carenza delle infrastrutture viarie, si renderà più difficoltoso l'accesso alle Aziende dei pazienti costretti a spostamenti difficili. Le regioni più penalizzate sono Calabria, Sicilia e Sardegna.

• Dei 12 milioni di italiani impossibilitati, per ragioni economiche, alle prestazioni sanitarie, 2.4 milioni sono anziani, 5 milioni vivono in coppia con figli, 4 milioni risiedono nel Mezzogiorno.

Seconda Conseguenza

Con questo taglio si concentra nell'Azienda Ospedaliera di riferimento la domanda sanitaria. Ne consegue un primo corollario:

1) allungamento delle liste d'attesa, esattamente quello che si sarebbe dovuto contrastare , come aveva dichiarato il Ministro della Salute *pro-tempore.*

2) aumento della richiesta-fabbisogno dell'Azienda al Centro di Spesa e conseguente incremento della "potenzialità" dell'Azienda. Ma come noto, quanto è maggiore la potenzialità aziendale, tanto è maggiore la sua potenzialità "politica". Ciò comporta una maggiore occupazione di potere in ambito sanitario.

Terza Conseguenza

a) Ricade ovviamente sul cittadino il peso di quanto sopra: per prelievo diretto sul reddito, per prelievo indiretto, per ticket, per spese accessorie private, a questo punto rese inevitabili (medicina privata e contributiva come da secondo pilastro). E qui veniamo alla parte più dolorosa.

b) Un modello nel quale la componente pubblica si va assottigliando sempre più necessita del contributo privato, con totale carico sul cittadino e con carico parziale tramite una quota assicurativa privata. Un modello sanitario, dunque, nel quale chi più possiede, in termini di reddito, più facilmente accede ai servizi ed alla loro qualità. *Quindi, una sanità non per tutti ma per pochi.* In questi termini, la quota finanziaria destinata ad uso ed investimenti pubblici viene invece utilizzata per assicurarsi l'offerta sanitaria (diagnostica, terapeutica e farmaceutica) di enti privati.

Quello che si sarebbe dovuto fare va nella direzione opposta:

1) valorizzare l'esistente delle strutture territoriali come Centri Diagnostici e Terapeutici di primo livello, per uno screening iniziale, ed evitare una sorta di *archeologia sanitaria.*

2) instaurare una politica del riassetto ospedaliero con micro-aree territoriali di offerta sanitaria di base e macro-aree regionali per le patologie più gravi o invalidanti.

3.Investimenti sulle nuove eccellenze

Alcuni nuovi investimenti in ambito chirurgico (diffusione degli interventi in video-scopia, laparo e toraco, distribuzione razionalizzata delle attrezzature robotiche) porterebbero a nuovi risparmi in termini di degenza e accelerazione dei tempi di recupero. Un piano strategico nazionale atto alla razionalizzazione delle strutture chirurgiche ancora manca e invece potrebbe far decollare le strutture di eccellenza, sgravate dalla routine.

In termini di investimenti in Medicina, non vi sono dubbi che la Farmacologia molecolare abbia necessità di un piano generale di acquisizione e distribuzione di nuove molecole.

Gli oncologici richiedono numerosi investimenti. Nel 2014 la spesa italiana per i farmaci oncologici ospedalieri è stata di 3.899 milioni di euro, +9.6% rispetto alla spesa del precedente anno, (Pinto, AIOM, 2016). Né si può eludere il dato epidemiologico di 363.300 nuovi casi di cancro/anno. In vero, la percentuale di remissione del 40%, al 2000, indica una forbice sempre più divaricata tra tasso di morbosità e mortalità. Ma è anche plausibile che il miglioramento registrato nell'attuale 60% (2015 sia dovuto a diagnosi precoce e introduzione di 45 nuovi farmaci oncologici, avvenuta tra il 2010 ed il 2014. Antivirali e Anticorpi monoclonali (MAb) richiedono invece migliore razionalizzazione. I MAb rappresentano una quota rilevante dei costi diretti della spesa farmaceutica ospedaliera pari al 20,9% in Italia (OSMED). L'innovazione appare dunque un buon investimento *se erogata in un contesto organizzativo adeguato*. E a questo compito dovrebbero essere deputate le Aziende che invece, come detto al punto 2, sono afflitte dalle annose liste e dall'inseguimento del rendimento.

Un esempio di innovazione farmacologica è quello degli antivirali. Nel caso dell'Epatite C, secondo EPAConlus sono 180 mila i pazienti idonei al trattamento ma secondo ISTAT i 13.753 decessi registrati nel 2003, lasciano ipotizzare un numero ben più alto, fino ad un milione di casi, in gran parte "sommersi". L'interesse per questa patologia nasce anche dalla presenza sul mercato di nuovi antivirali che assicurano un 80% di eradicazione. Secondo Mennini (CEIS, Roma Tor Vergata) già dal 2018, per ogni paziente si potrà risparmiare fino a 10mila euro, 14mila nel 2024, mentre la spesa attuale ascende a circa un miliardo di euro l'anno. 3

Considerando che si prevede una riduzione di costo attribuibile ai livelli di efficacia dei nuovi farmaci anti-HCV- pari a 12.500€/paziente trattato già a partire dal 2018-l'investimento proposto sembra avere tutti i criteri di una relativa sostenibilità economico-finanziaria.

Un trend del futuro per la sanità è percorribile, sanate alcune criticità segnalate e un maggior aumento disponibilità per le patologie *incoming*. Se questo non avverrà ci ritroveremo una Sanità a due, tre o più velocità segnate da un divario determinato dalla capacità economica del cittadino: gli intoccabili che possono pagare e bistrattabili incapienti.

Fonti

Censis con l'AIMA, 24.02. 2016 Impatto economico e sociale della Malattia di Alzheimer

---

[3]Francesco Saverio Mennini, Andrea **Marcellusi**, Raffaella **Viti**, Massimo **Andreoni**. **Willingness to pay for innovation: the case of the anti-HCV drugs from the italian National Health Service perspective.** GRHTA 2015; 2(2): 69 - 77

Ferrara A. Rosafio L. *Rione Sanità, chi si ammala è perduto,* Aracne Ed., 2013

Ferrara A. *Quinto Pilastro. Il tramonto del SS,* Bonfirraro ed., 2016

Lucioni C., Mazzi S., Cerra C., Lottaroli S. I costi della sindrome metabolica.PharmacoEconomic, Italian Ress. Articles, 7(2),89-99, 2005

Mennini F.S., Marcellusi M., Viti R., Andreoni M.. *Willingness to pay for innovation: the case of the anti-HCV drugs from the italian National Health Service perspective.* GRHTA 2015; 2(2): 69 - 77

Ministero Economia, *Monitoraggio della Spesa Sanitaria, Rapporto n.3,* 2016

Osservatorio Epidemiologico Cardiovascolare Italiano Ital (2004) Heart J 5[Suppl 3]:49S–92S

Pitrelli N. *In Italia un'aspettativa di vita più alta ma maggiore povertà.* Pagina 99, 26.10. 2017

Rapporto CREA, 13mo Rapporto Sanità, *Il cambiamento della Sanità in Italia fra Transizione e Deriva del sistema.* CREA, Università Roma, Tor Vergata, dicembre 2017

Rbm Salute-Censis «Costruire la sanità integrativa»,giugno 2014

Wyatt SB, Winters KP, Dubbert PM. *Overweight and obesity: prevalence, consequences, and causes of a growing public health problem.* Am J Med Sci 2006; 331: 166-74.

Articolo pubblicato in Frontiere.eu (http://www.frontiere.eu/9563-2/) in data 25.11.2017

DOVE VANNO I FONDI DEL SSN (1)
Finanziamenti per Cattedre Universitarie

Secondo la CGIA di Mestre ammonta a 24.4 mld l'indebitamento del SSN con i fornitori, e, secondo il Libro Bianco ISPE-Sanità sulla Corruption in Sanità, 2015, altri 6 mld si perdono in rivoli di corruzione. Un terzo circa dell'intero Capitolo di spesa del SSN viene sottratto al malato. Quanto sopra completa la desolante raffigurazione che ci offre il Rapporto Censis, 2015: 12 milioni di italiani non possono accedere alle cure, 4 milioni sono costretti a rinunciare alle cure odontoiatriche, il 77% di coloro che contraggono una polizza assicurativa lo fanno a causa delle liste d'attesa, l'insoddisfazione pervade il 56% dei cittadini e ben 7.7 milioni si indebitano per curarsi. Anche se *sensu strictu* questi aspetti non rientrano nella "malasanità", nulla toglie alla gravità della problematica che configura la mancata applicazione dell'art.32 della Costituzione.

Luigi Mariotti, che concepì il passaggio dal sistema mutualistico a quello generalistico, diede alla riforma una concezione di "universalità" ma negli anni successivi si è creata una destrutturazione che ha trasformato il Servizio Sanitario a Sistema, una macrostruttura amministrativa, politica, economico-finanziaria, priva della sua connotazione originaria.

Sia la legge sulla aziendalizzazione sia i successivi interventi legislativi (Legge Bindi-Zecchino del 1999, Legge Turco-Mussi del 2007 etc) hanno conferito al Servizio -o Sistema- Sanitario Regionale (SSR) poteri crescenti non solo nella amministrazione corrente ma soprattutto nella programmazione sanitaria.

Un esempio è dato dall'attribuzione di fondi del SSR, tramite l'Azienda Ospedaliera all'Ateneo convenzionato, per il finanziamento diretto di Cattedre, Scuole di Specialità e annesso personale docente, tramite una estensiva interpretazione dell'art. 24, commi 5,6 del DPR 240/2010, c.d. legge Gelmini. Le Aziende Ospedaliere promuovono attività scientifiche nelle Università con cui costituiscono Azienda Ospedaliera Universitaria e concorrono così alla creazione di posti universitari ma con fondi del SSN fino al tetto dei 3 mln di euro/pro unità (stipendi, contributi, pensioni emolumenti vari). Cattedre istituite su istanza dell'Azienda e delle sue necessità ma pur sempre strutture universitarie, con primari compiti didattici e di ricerca nonchè assistenziali. In questo caso, però, diventano ancillari agli intendimenti dell'Azienda, al di fuori della programmazione didattica e di ricerca dei Dipartimenti di riferimento. In poche parole il SSR si "fa" le sue Cattedre con una palese "concorrenza" non sancita o esplicitata da alcuna legge in vigore.

Per quanto attiene al personale medico, nei decenni passati, la Convenzione Azienda-Università si limitava alla parametrazione stipendiale. Con la Legge 517, Legge Bindi-Zecchino, l'integrazione stipendiale è divenuta "aggiuntiva". Così al medico universitario si affida, come essenziale, il compito dell'assistenza, cui si aggiungono ricerca e didattica. Anche per questo, molti giovani, che hanno a cuore la ricerca, tendono a recarsi in altri Paesi laddove queste limitazioni sono meno cogenti.

E' verosimile che detta procedura abbia anche finalità sanitarie ma ciò non elimina il problema sostanziale di uno spostamento di fondi da Capitoli di spesa, primariamente destinati ai pazienti del SSR. Come afferma il Prof. Paolo Maddalena, Vice-Presidente Emerito della Consulta, appare *"violato l'art. 32 Cost., poiché si distolgono risorse finanziarie dall'assistenza ai malati per creare cattedre, nonché l'art. 34 Cost., poiché si incide sulle libere scelte, che nel caso dell'Università devono essere "autonome", non subordinandole alle richieste delle Aziende. Occorrerebbe impugnare qualche atto davanti al Tar e chiedere l'invio degli atti alla Corte costituzionale, affinché decida sulla legittimità costituzionale della legge Gelmini nella parte in specie"*.

Inoltre dette Cattedre ricadono in un'altra giurisdizione, quella universitaria, al di fuori di una normativa ad hoc. Né si può essere certi che non si incorra a reduplicazioni strumentali delle cattedre stesse. Comunque appare palese la "concorrenza" programmatica.

Se tale è il merito della questione, per quanto attiene al metodo, occorre una normativa che scongiuri possibili, sia pure ipotetiche, opacità amministrative sul reclutamento o pregiudicare le potenzialità di docenti e/o personale idoneo altro. Né si può escludere che il vizio della mancata universalità del reclutamento possa inficiare i diritti di alcuni docenti e pertanto sfiorare la lesione anche dell'art.3 della Costituzione.

Oltre che per una revisione giuridica, è insito in questo articolo l'appello a sviluppare questa tematica, non solo per il rispetto delle finalità vere dei nostri Atenei ma per evitare che rivoli di spesa importanti vengano sottratti al paziente. Dalla Legge Bindi-Zecchino alla legge Gelmini del 2010 il dettato legislativo ha profondamente modificato l'ordinamento universitario del comparto sanitario. E' giunto il momento di una profonda revisione perché il malato abbia piena soddisfazione della cura.

Fonti

CGIA, Sanità: mancati pagamenti per almeno 24,4 miliardi di euro, 31.01.2015

Libro Bianco sulla Sanità, Corruption in Sanità, ISPE Sanità 2015

Ferrara A. Quinto Pilastro, il tramonto del SSN, Bonfirraro Ed., 2016.

Articolo pubblicato su GliStatiGenerali (http://www.glistatigenerali.com/sanita_universita -scienze/dove-vanno-i-fondi-del-ssn/) 13.11.2017

DOVE VANNO I FONDI DEL SSN (2)
La Corruzione

Alcuno si chiederà perché si usa il termine Sistema sanitario anziché Servizio. La motivazione risiede nella surrettizia modifica della "destinazione d'uso". E qui occorre un minimo riferimento storico. Nel 1962, il Governo Fanfani varò la prima vera legge di centro-sinistra, la nazionalizzazione dell'energia elettrica, per uniformare la distribuzione, i prezzi e la normativa in tema di elettricità. Ne prese lo spunto il Sen. Luigi Mariotti, socialista fiorentino, Ministro della Sanità per rettificare l'assetto degli ospedali nel 1968 (L.132/68) e concepì una Riforma sanitaria (L.833/78) firmata poi dalla Tina Anselmi, dal carattere universalistico. Una sanità per tutti, un Servizio appunto, per definizione pubblico, come la Scuola, i Trasporti. Negli anni a venire, in specie con il processo di aziendalizzazione, il SSN è diventato una macrostruttura amministrativa, economico-finanziaria, politica, che ha perso la connotazione originaria di universalità e attualmente è un Sistema-Servizio per pochi, quelli che se lo possono permettere.

Anche il concetto di malasanità va modificato. Nell'accezione corrente non può essere limitato alla negligenza e al dolo che periodicamente affliggono qualche famiglia. In tale accezione vanno inseriti anche la *mala gestio* e il malfunzionamento, figli delle strutture più che dei singoli operatori. A tutto questo si associa il crinale scivoloso della corruzione strisciante.

Quanto sopra comporta un disavanzo del Sistema Sanitario Nazionale (SSN)? La risposta è: Sì, un sì che riporta le ragioni etiche fondamentali a quelle più strettamente economico-finanziarie.

E' il Libro Bianco sulla Corruption 2014, a cura dell'Istituto per la promozione dell'etica in sanità (ISPE) che svela l'argomento. Secondo l'ISPE, il tasso medio stimato di corruzione e frode in sanità potrebbe ascendere al 5.59%, con un intervallo che varia tra il 3.29 e il 10%, (Button e Leys, 2013). Dato il bilancio del nostro SSN pari a 111 mld, l'ammontare sottratto al malato raggiungerebbe quota circa 7 mld. (Segato et al., 2014). Una più recente ricerca (2015) di Transparency International Italia, Censis, Ispe-Sanità e Rissc punta il dito almeno su un'azienda sanitaria ogni tre (37%) con la documentazione di episodi di corruttela, negli ultimi 5 anni, non affrontati in maniera appropriata e confermando i circa 6 mld dissipati in corruzione sanitaria.

Ma naturalmente questo è un calcolo presuntivo, allocato sull'intero territorio nazionale il quale, a macchia di leopardo, presenta aree di normale e trasparente amministrazione accanto ad aree critiche come Mezzogiorno e Lombardia.

Che il fenomeno non sia trascurabile e di poco conto lo ha accertato la Guardia di Finanza, da gennaio 2014 a giugno 2015 ha fatto emergere frodi e sprechi per un danno erariale di 806 milioni di euro.

http://www.dire.it/newsletter/odm/anno/201 6/febbraio/19/?news=04#sthash.HzPHcS2b.dpuf

In prima istanza è la pubblica opinione che comunque ha un percepito negativo. All'atto delle visite specialistiche private, che sono l'ultimo stadio della fase diagnostica mancata, 10 milioni di cittadini paganti out of pocket non hanno ricevuto regolare fattura.

https://www.curiamolacorruzione.it/sanita-bruciati-per-corruzione-efrodi-6-miliardi-di-euro/.18febbraio 2016

Medesima doglianza riguarda la cura odontoiatrica, alla luce di 7 milioni di pazienti che hanno pagato parcelle in black. Senza trascurare che anche per queste motivazioni, 4 milioni di malati hanno dovuto esimersi da queste cure perché esose.

Gli episodi di corruttela o malasanità sono spesso evidenziati dai media con crescente insistenza. Anche perché verosimilmente il fenomeno assume la connotazione di iceberg con un sommerso affatto sconosciuto.

Quando emergono alcuni fatti eclatanti (arresti, incriminazioni etc.) la pubblica opinione ne viene fortemente condizionata, tanto da far legittimamente presupporre che per ogni episodio sommerso ve ne siano altri che restano nell'ombra della mancata conoscenza o sepolti sotto uno strato di involontaria omertà.

Il secondo assioma è che esiste una gamma di sfumature del crimine, che va dalla corruzione eclatante, che potremmo definire evasione dai limiti di legge, a fatti che sono in un crinale *border line* quasi da elusione della legge vigente. Ciò consentirebbe di assumere che i 6/7 mld sottratti ai giusti interessi del paziente possano anche raggiungere cifre ben superiori.

Il percepito o immaginario collettivo richiamerà alla mente appalti truccati, tangenti, e quanto possa configurare un reato, ma la gamma cromatica di sfumature del crimine va dal *noir* al grigio pallido. In appresso alcuni esempi di condizioni ad alto rischio di violazione della legge:

a) Le convenzioni con privati (ambulatori, laboratori), che dovrebbero essere l'esempio più evidente di necessaria sussidiarietà, si possono trasformare invece in uno scambio o mercimonio di favori quantizzati o meno;

b) I conflitti d'interesse tra pubblico e privato si possono materializzare in soggetti che dovrebbero istituzionalmente essere portatori di interessi pubblici ed invece si comportano in modo opposto. Un esempio è dato dal facile "spostamento" da una lunga lista d'attesa in struttura pubblica a una più rapida nel privato.

Per quanto attiene il comparto merceologico (derrate, forniture, attrezzature) un fattore correttivo e decisamente preventivo deriva dalla recente normativa che obbliga le Aziende sanitarie a rivolgersi a CONSIP (Società del Ministero Economia) per gli affidamenti di lavori, forniture e servizi. Tale obbligo deriva dall'applicazione dell'art. 15, comma 13, lett. d), decreto-legge n. 95/2012, convertito in legge n. 135/2012, il quale prevede che gli enti del SSN, le regioni e le province autonome utilizzino, per l'acquisto di beni e servizi, gli strumenti di acquisto e negoziazione telematici messi a disposizione dalla stessa piattaforma CONSIP, ovvero, se disponibili, dalle centrali di committenza regionali. La conferma è pervenuta anche dal Consiglio di Stato (Sez. III del 11.4.2014) che non ha condiviso le conclusione cui è pervenuto il giudice di prime cure che ha ritenuto fondata la censura relativa alla violazione della disposizione di cui all'articolo 1 comma 23 del citato d.l. n.95 del 2012, secondo cui "agli enti del servizio sanitario nazionale non si applicano le disposizioni di cui al presente articolo, salvo quanto previsto dal comma 24".

Altre misure di contrasto: dall'applicazione del Codice Etico (ottimo quello dell'AO di Lecco) alle leggi sulla *spending review* a partire dal DL 95/2012, "Disposizioni urgenti per la revisione della spesa pubblica con invarianza dei servizi ai cittadini" c.d. *"spendig review 2"*, che contiene, tra l'altro, una lunga serie di dettami in tema di acquisti delle PP AA e specificamente di Sanità. Utile sempre la lettura dell'evergreen Documento Conflitti d'interessi nella Ricerca Biomedica e nella Pratica Clinica (8 Giugno 2006) Comitato Nazionale per la BioEtica.

Le fonti bibliografiche sono contenute nei volumi di riferimento

A.Ferrara- L. Rosafio, Rione Sanità, chi si ammala è perduto, Aracne Editrice, 2013

A.Ferrara Quinto Pilastro, il tramonto del SSN, Bonfirraro, 2016

Articolo pubblicato su GliStatiGenerali (http://www.glistatigenerali.com/bioetica_sanita/ ma-dove-vanno-i-fondi-del-ssn-seconda-puntata/) il 18.11.2017

DOVE VANNO I FONDI DEL SSN (3)
Stanziamenti a favore di Strutture Sanitarie Private

Mettiamoci nei panni del giovane e povero deputato o deputata che deve approvare, in questi giorni, la Legge di Stabilità, quella che ripartisce su base annuale i Capitoli del Bilancio statale. Un inferno di rimandi ai precedenti articoli delle pregresse leggi di Stabilità, con corollario di commi. Dunque per capire dove vanno indirizzate le cifre (da capogiro) bisogna dipanare la matassa degli articoli, commi etc., fatta tutta di rimandi alle precedenti Leggi.

Ecco un esempio di guida per quanto attiene la Sanità. Noi ripianiamo dal 2001 il disavanzo di strutture sanitarie universitarie private. Per molto meno, il finanziamento alla scuola materna statale, cadde il Governo Moro del 1968. Ma quelli erano altri tempi ed altri files.

Il GPS legislativo

Ecco alcuni esempi di finanziamenti "indirizzati", a far tempo dalla legge di stabilità del 2014, legge 27 dicembre 2013, n. 147, ad aziende ospedaliere Universitarie. Il Comma 221 indirizza un Finanziamento dell'Istituto Gaslini di Genova

(Istituto Pediatrico di Ricovero e cura a carattere Scientifico):

Comma 221.Per ciascuno degli anni 2014, 2015 e 2016 è autorizzata la spesa di 2 milioni di euro a favore dell'Istituto Giannina Gaslini di Genova.

Policlinici Universitari Privati

E il comma 377, sempre medesima legge di stabilità del 2014, legge 27 dicembre 2013, n. 147, si indirizza in favore dei policlinici universitari gestiti direttamente da università non statali di cui all'articolo 8, comma 1, del decreto legislativo 21 dicembre 1999, n. 517, è disposto, a titolo di concorso statale al finanziamento degli oneri connessi allo svolgimento delle attività strumentali necessarie al perseguimento dei fini istituzionali da parte dei soggetti di cui al citato articolo 8, comma 1, il finanziamento di 50 milioni di euro per l'anno 2014 e di 35 milioni di euro annui per ciascuno degli anni dal 2015 al 2024, la cui erogazione é subordinata alla sottoscrizione dei protocolli d'intesa, tra le singole università e la regione interessata, comprensivi della definitiva regolazione condivisa di eventuali contenziosi pregressi. Il riparto del predetto importo tra i policlinici universitari gestiti direttamente da università non statali é stabilito con decreto del Ministro dell'economia e delle finanze, di concerto con il Ministro della salute.

Ospedale Pediatrico Bambino Gesù.

L'Ospedale pediatrico Bambino Gesù per il 2014 riceve un finanziamento di 30 milioni, in base al comma 378 (legge di stabilità 2014, n. 147 del 27 dicembre 2013) che reitera il finanziamento di 30 mln all'Ospedale Pediatrico Bambino Gesù, art. 33, comma 33, della Legge stabilità n.183 del 12 novembre 2011.

La genesi di questo finanziamento risale alla Legge Finanziaria 30 dicembre 2004, n. 311, comma 164 con cui lo Stato "... concorre al ripiano dei disavanzi del SSN per gli anni 2001-2-3. A tal fine è autorizzata, a titolo di regolazione debitoria, la spesa di 2.000 milioni di euro per l'anno 2005, di cui 50 milioni di euro finalizzati al ripiano dei disavanzi della regione Lazio per l'anno 2003, derivanti dal finanziamento dell'ospedale "Bambino Gesù".

LEGGE 27 dicembre 2013, n. 147

Art. 1 comma 377. In favore dei policlinici universitari gestiti direttamente da università non statali di cui all'articolo 8, comma 1,del decreto legislativo 21 dicembre 1999,n. 517, è disposto, a titolo di concorso statale al finanziamento degli oneri connessi allo svolgimento delle attività strumentali necessarie al perseguimento dei fini istituzionali da parte dei soggetti di cui al citato articolo 8, comma 1, il finanziamento di 50 milioni di euro per l'anno 2014 e di 35 milioni di euro annui per ciascuno degli anni dal 2015 al 2024, la cui erogazione è subordinata alla sottoscrizione dei protocolli d'intesa, tra le singole università e la regione interessata, comprensivi della definitiva regolazione condivisa di eventuali contenziosi pregressi. Il riparto del predetto importo tra i policlinici universitari gestiti direttamente da università non statali è stabilito con decreto del Ministro dell'economia e delle finanze, di concerto con il Ministro della salute.

378. È rifinanziata per l'anno 2014, per l'importo di 30 milioni di euro, l'autorizzazione di spesa di cui all'articolo 33, comma 33, della legge 12 novembre 2011, n. 183.

Quest'ultimo a sua volta rimanda al fondo istituito ai sensi dell'articolo 22, comma 6, del decreto-legge 1° luglio 2009, n. 78, convertito, con modificazioni, dalla legge 3 agosto 2009, n. 102, è incrementato di 30 milioni di euro per l'anno 2012. (LEGGE 12 novembre 2011, n. 183).

Vediamo cosa dice il DL del 1° luglio 2009

Art. 22 Comma 6. Per la specificità che assume la struttura indicata dall'articolo 1 comma 164, della legge 30 dicembre 2004, n.311,nell'ambito del sistema sanitario nazionale ed internazionale e per le riconosciute caratteristiche di specificità ed innovazione dell'assistenza, a valere su apposito capitolo di spesa dello stato di previsione del Ministero dell'economia e delle finanze e istituito un fondo di 50 milioni di euro a decorrere dall'anno 2009 per l'erogazione, a favore della medesima struttura sanitaria, di un contributo annuo fisso di 50 milioni di euro. Conseguentemente,all'articolo 79, comma 1, del decreto-legge 25 giugno 2008,n. 112,convertito con modificazioni nella legge 6 agosto 2008, n. 133:a) per il triennio 2009-2011 il finanziamento del Servizio sanitario nazionale cui concorre ordinariamente lo Stato è rideterminato in diminuzione dell'importo di 50 milioni di euro;b) le parole da "comprensivi" fino a "15 febbraio 1995" sono soppresse.7. L'importo di 50 milioni di euro previsto per gli anni 2007 e 2008 dall'articolo 1, comma 796, lettera a), della legge 27 dicembre 2006, n. 296, come modificato dall'articolo 43, comma 1-bis, del decreto-legge 31 dicembre 2007,n.248, convertito, con modificazioni,dalla legge 28 febbraio 2008, n. 31, è erogato alla struttura sanitaria di cui al comma 6 per le medesime finalità di cui al comma .

E quindi si risale al Decreto legge 311/30.12.2004 comma 164, art. 1 che recita:

Comma 164. Per garantire il rispetto degli obblighi comunitari e la realizzazione degli obiettivi di finanza pubblica per il triennio 2005-2007 il livello complessivo della spesa del Servizio sanitario nazionale, al cui finanziamento concorre lo Stato, è determinato in 88.195 milioni di euro per l'anno

2005, 89.960 milioni di euro per l'anno 2006 e 91.759 milioni di euro per l'anno 2007.I predetti importi ricomprendono anche quello di 50 milioni di euro, per ciascuno degli anni indicati, a titolo di ulteriore finanziamento a carico dello Stato per l'ospedale "Bambino Gesù". Lo Stato,in deroga a quanto stabilito dall'articolo 4, comma 3, del decreto-legge 18 settembre 2001, n. 347, convertito, con modificazioni, dalla legge 16 novembre 2001, n. 405, concorre al ripiano dei disavanzi del Servizio sanitario nazionale per gli anni 2001, 2002 e 2003. A tal fine è autorizzata, a titolo di regolazione debitoria, la spesa di 2.000 milioni di euro per l'anno 2005, di cui 50 milioni di euro finalizzati al ripiano dei disavanzi della regione Lazio per l'anno 2003, derivanti dal finanziamento dell'ospedale "Bambino Gesù". Le predette disponibilità finanziarie sono ripartite tra le regioni con decreto del Ministro della salute, di concerto con il Ministro dell'economia e delle finanze, d'intesa con la Conferenza Stato-Regioni. Se l'autore dell'articolo ha minime cognizioni matematiche, ancorchè ragioneristiche, il conteggio approssimativo espedito ci indica, in 10 anni di contributi a venire e 17 di quelli passati, il miliardo di euro di sovvenzioni e ripiani per strutture sanitarie, ancorchè universitarie, private. Su questo punto nascono anche perplessità sul Capitolo di Spesa cui attingere e sulle competenze da rispettare. Essendo Policlinici, sembra naturale che sia il Capitolo

Salute ma, essendo strutture complesse di ricerca e insegnamento, potrebbe essere quello del MIUR.

Fonti

A.Ferrara, Quinto Pilastro, il tramonto del SSN, prefazione di Silvio Garattini,Bonfirraro Ed., 2016

Gazzetta Ufficiale: Leggi di Stabilità dal 2004 al 2017

Articolo pubblicato su www.glistatigenerali.com, il 20 novembre 2017, http://www.glistatigenerali.com/legislazione_sanit a/dove-vanno-i-fondi-del-ssn-terza-puntata/

MA QUANTE VOLTE PAGHIAMO?

Riferendo i termini espressi da Bonfanti nel 2009[4], di fatto oggi il Sistema sanitario nazionale sostiene solo una quota, pari al 77 % della spesa totale, corrispondente al 6.7 % del PIL e demanda ai privati l'onere di finanziare il rimanente 22%. Ciò mediante risorse aggiuntive, destinate alle prestazioni del Servizio pubblico, che non è in grado di offrire gratuitamente, nonostante la missione della copertura globale della domanda.

Il finanziamento privato della spesa sanitaria è composto per l'82% da pagamenti diretti delle famiglie, mentre è minima la quota veicolata da polizze assicurative private (3.7%) o da organizzazioni mutualistiche *non profit* (13.9%) (in genere convenzionate con assicurazioni private profit). In questo ambito non è da trascurare la quota aggiuntiva, personale, di richieste specialistiche private, tutte a carico del paziente.

Va inoltre considerato che la componente privata del finanziamento riguarda pressoché tutta la popolazione in quanto deriva, oltre che da propensioni e abitudini di consumo, dall'esistenza di ticket e prezzi da pagare per le prestazioni del servizio pubblico,

---

[4] da Ermenegildo Bonfanti, Segr. Conf CISL, Fondi Sanitari Integrativi come fattore di stimolo alla modernizzazione del sistema di Assistenza Sanitaria Integrativa (Assistenza Sanitaria Integrativa in Italia nell'ambito del Welfare contrattuale, suppl. n.2 del n.1, 2009.

nonché da deficit di offerta di quest'ultimo. Gli esempi, sotto gli occhi di tutti, sono l'inefficienza nell'erogazione dei servizi, le liste di attesa, gli orari di apertura, gli onerosi adempimenti burocratici, tutti elementi che di fatto limitano l'accesso ai servizi stessi e che sono puntualmente stigmatizzati dai Rapporti Censis, almeno dal 2012 al 2016.

L'osservazione anche personale, che si congloba in una testimonianza più ampia, segnala che nel Lazio i costi per prestazioni private siano più bassi di quelli erogabili con l'impegnativa del medico di base (ricetta rossa, ora divenuta a diffusione telematica almeno per i farmaci).

Si pone, dunque, il problema di un'assistenza sanitaria integrativa perché, l'iscrizione a casse, fondi e mutue e la conseguente acquisizione delle polizze assicurative, private o collettive, si ascrive a totale carico del cittadino.

Dunque, la copertura globale garantita dal SSN a tutti i cittadini si dimostra insufficiente.

È proprio la consistenza e la distribuzione della quota privata del finanziamento rispetto alla popolazione che dà una rappresentazione del divario tra i bisogni espressi e i servizi che il sistema è in grado di erogare con le risorse pubbliche e che pone seri interrogativi sull'efficienza e sull'equità del risultato.

Interrogativi che diventano più drammatici se consideriamo le previsioni di espansione della domanda, dato l'incremento dell'età media attesa, l'aumento delle patologie degenerative, l'assistenza per disabilità. A ciò si aggiunge la crescente domanda di riposizionamento strategico degli anziani, naturalmente esposti alle patologie croniche.

Sic stantibus rebus, il Servizio sanitario nazionale sarà sempre meno in grado di far fronte con le sole sue forze all'avanzare della domanda. Si stima che dovrà arretrare dall'attuale livello di sostegno del 77% fino al 50% con uno spostamento significativo della spesa sul privato a cui si accompagna il rischio di lasciare senza tutele chi non è in grado di procurarsele da sé.

Si impone dunque, anche secondo Bonfanti (2009) l'ipotesi di una revisione multipolare del sistema sanitario.

A fronte dello scenario di crisi globale che investe ogni fascia di cittadini, le prospettive di impoverimento progressivo, per spese impreviste o straordinarie, diventano emergenti. Si creano le premesse per quelle situazioni che il CENSIS (2016) ha già paventato, e di cui un esempio è dato da 11 milioni di cittadini che tralasciano la cura medica per insostenibilità economica.

Appare dunque di primaria importanza affrontare:
• il sistema di finanziamento in rapporto al federalismo fiscale;
• le disparità normative e gestionali delle Regioni, sulla qualità dei servizi in termini di appropriatezza, di efficienza e di partecipazione;
• la riorganizzazione del sistema ospedaliero e dello sviluppo complementare della medicina e dell'assistenza territoriale.

Tre nodi cruciali che nessun Governo osa affrontare. La crisi delle risorse disponibili impone la razionalizzazione del servizio pubblico e la sua modernizzazione.

Di qui, la presunta necessità di un intervento sussidiario, non più pubblico bensì privato, a carico del contribuente, con nuove forme di mutualità e ricorso alle assicurazioni individuali e collettive.

Secondo Swiss Re Economic Research e Consulting "Il mercato assicurativo italiano, agosto 2012"60 solo il 4% degli italiani gode di polizza sanitaria, in genere acquisita da lavoratori autonomi e da componenti del ceto medio-alto. Il 70% dei premi deriva da polizze assicurative collettive. Da tenere in considerazione l'alto interesse del paziente per la copertura di cure odontoiatriche alle quali le Compagnie per obbligo di legge sono tenute a fornire il 20% delle prestazioni".

Indubbiamente la cosidetta torta si va espandendo sempre di più. Dai 2 mld del 2013, nel 2015 si ipotizza un budget disponibile per le Compagnie di circa 3 mld, malgrado difficoltà nel reperire risorse private e individuali disponibili.

Nel 2013, i complessivi 2 miliardi si distribuivano tra Assicurazioni Generali con premi per oltre 600mila euro e Unisalute, fondata nell'ambito del gruppo Unipol, al secondo posto con premi per 557 mila euro.

Terzo posto per il gruppo RBM, con premi fino a 184.360 euro con un incremento del 47,6% rispetto al 2012.61 Tra i clienti di quest'ultima si annoverano 120 tra i più importanti fondi sanitari integrativi e casse di assistenza operanti in Italia (fondo sanitario del gruppo Rai, del gruppo Equitalia, del personale non dirigente del gruppo Fiat). Assicura anche istituti di credito, come Unicredit o Casdic, la cassa di assistenza integrativa del settore del credito.

I sindacati promuovono certo il primato della funzione pubblica, che resta l'asse portante del sistema, ma il coinvolgimento di strutture private assicurative è di certo favorito anche dal *secondo pilastro* dell'Assistenza Integrativa in cui i sindacati sono dominanti, anche per l'influenza di compagnie assicurative che, almeno le più consolidate, potremmo definire di area.

La discussione sul tema lascia intravedere la prospettiva di una possibile ristrutturazione in senso multi-polare dello stato sociale, nella quale la componente privata della spesa socio-sanitaria non solo non è esclusa ma addirittura favorita dalle stesse Istituzioni e formulata anche nei Contratti Collettivi di Lavoro. *(da Ermenegildo Bonfanti, Segr. Conf CISL, Fondi Sanitari Integrativi come fattore di stimolo alla modernizzazione del sistema di Assistenza Sanitaria Integrativa (Assistenza Sanitaria Integrativa in Italia nell'ambito del Welfare contrattuale, suppl. n.2 del n.1, 2009).*

Si andrebbe verso un'istituzionalizzazione della contribuzione privata, che in pratica significa:

• Il lavoratore dipendente e autonomo paga con detrazioni alla fonte;

• è costretto, a seconda delle sue necessità di domanda di salute, al ricorso a una formulazione sussidiaria integrativa mediante assicurazione privata;

• Se le prestazioni non sono adeguate, deve comunque ricorrere alla sanità privata con costi crescenti, aggiuntivi e maggiorati.

(tratto da Quinto Pilastro, Ed. Bonfirraro, 2016, pagg.147-151).

COME SI NASCE IN ITALIA?

Da più anni appare acclarato che la natalità sia in discesa. I dati del report *"Natalità e fecondità della popolazione residente"* dell'I**stat,** nel 2016 sono stati iscritti all'anagrafe 473.438 nuovi nati, oltre 12 mila bambini in meno rispetto al 2015. Nell'arco di 8 anni (dal 2008 al 2016) **le nascite sono diminuite di oltre 100 mila unità.** Il tasso di fertilità indica nel 2015 il dato 1,37 mentre nel 1964 era di 2.65 (ISTAT, Banca Mondiale).

Al contempo sono drammaticamente aumentati i parti cesarei. Secondo Angela Spinelli, ISS, dall'11,2% nel 1980 siamo pervenuti al 33,2% nel 2000, sia pure con grande variabilità regionale. Incidono molti fattori quali l'aumento d'età della primipara,il relativo timore del parto naturale o delle sue possibili complicanze.

Ma se questo è un dato sociologico, ai fini della recuperabilità della normale offerta di salute, ci si chiede se il parto, specie se il primo, avvenga nelle migliori condizioni. Secondo Costantino Romagnoli, presidente della Società Italiana di Neonatologia, 2017, i punti nascita in Italia sono 561. Quelli che non superano quota mille, dove nascono due bambini italiani su tre, rappresentano quasi la metà del totale.

Di questi, però, 179 devono ancora essere accorpati. La situazione non cambia parlando di strutture da chiudere perché sotto i 500 nati l'anno. Ne sarebbero rimaste 82 su 196, a tutt'oggi in piena attività, e che portano a bilancio il 7,5% delle nascite complessive. (Romagnoli, 2017).

Salvo motivato parere del Comitato Percorso Nascita Nazionale, DM n. 11.11.2015, i punti nascita con meno di 500 parti/anni dovranno chiudere. I disagi delle Famiglie sono sotto gli occhi di tutti.

Le stime attuali italiane, ma rivolte al passato statistico, prevedono per il 2030 il 60% della popolazione concentrata nelle metropoli. In Lombardia, ad esempio, su 10 milioni di abitanti nella Regione, il 40% è concentrato nelle province di Milano e Monza. Allora se non si vive solo nelle grandi città, il 60% della popolazione vive nelle campagne, il nostro territorio è montuoso e questo la dice lunga sulla protesta dei cittadini di nobili cittadine rurali dell'Emilia, Castelnovo nè Monti (Reggio Emilia), Borgo Val di Taro (Parma) e Pavullo (Modena) i cui punti nascita dovranno chiudere nonostante la deroga chiesta dalla Regione.

Lo stesso dicasi per La Maddalena separata dalla terra ferma. Immaginate una madre colta da doglie in una giornata di burrasca senza traghetti.

Proposta Operativa: mantenere i punti nascita *nunc et semper* e affiancarli con operazioni di servizio territoriale, quali diagnostica e piccola interventistica per mantenere il livello di prestazioni elevato e remunerativo. La Medicina Territoriale massacrata dai continui percorsi centripeti della sanità deve essere recuperata.

Cosa dicono le organizzazioni sanitarie

In data 4 dicembre 2017, alle soglie dell'approvazione della Legge di Stabilità 2018, la Federazione Italiana dei Medici Pediatri emette il seguente comunicato:

Legge Bilancio, Fimp: "Per la salute dei più piccoli serve un piano organico di sostegno"

(DIRE) Roma, 4 dic. - La Legge di Bilancio preoccupa i pediatri italiani. La Fimp, la Federazione Italiana Medici Pediatri, esprime il suo dissenso soprattutto per l'assenza di finanziamenti destinati al sistema sanitario pubblico ed, in particolare, al rinnovo dei contratti.

"Questa scarsa attenzione - ha sottolineato Giampietro Chiamenti, presidente Nazionale della Fimp - testimonia un preoccupante disimpegno nel sostenere l'esigenza di rinnovare l'organizzazione dei modelli assistenziali territoriali delle cure primarie. Sottoscriviamo inoltre il forte disagio dei dipendenti della sanità che hanno infatti già proclamato una protesta nazionale per la totale mancanza di provvedimenti di contrasto al precariato e alle progressive carenze organizzative dell'assistenza ospedaliera".

"Questo chiaro segnale politico di mancato sostegno al Sistema Sanitario pubblico e convenzionato é testimoniato anche dalle riserve

espresse dal mondo sanitario delle professioni e dei rappresentanti di categoria per un progressivo abbandono dell'assistenza sanitaria nazionale equa e solidale a favore dell'intervento del privato - ha continuato Chiamenti - Quest'ultimo ha raggiunto livelli di spesa in costante progressivo aumento con danno alle fasce deboli della popolazione. Fra queste rientra sicuramente l'età pediatrica che non necessita di interventi a spot ma di un piano organico di sostegno ai bisogni e alle cure che solo un sistema basato sul rapporto fiduciario e sulla capillarizzazione può continuare a garantire".

"I positivi dati internazionali sullo stato di salute della popolazione italiana - ha aggiunto il presidente Fimp - hanno riempito nei giorni scorsi le pagine dei giornali ma, se i nostri decisori politici pensano che questi risultati siano dovuti alla provvidenza, dimostrano una forte ignoranza delle problematiche legate ai determinanti della salute. Né possono pensare che i sistemi di cura possano reggere nel tempo senza adeguati interventi programmatori, a meno che non abbiano deciso di abbandonare il sostegno pubblico alla salute che fino ad oggi é stato una prerogativa tipica del sistema Italia".

Modello Formigoni Bis

Nella Deliberazione N° X / 6551 Seduta del 04/05/2017, la Regione Lombardia prosegue la sua marcia inarrestabile verso la privatizzazione dell'offerta di salute. Infatti nel riassetto della patologia cronica e nell'ambito del Piano Nazionale della Cronicità (Accordo tra lo Stato, le Regioni e le Province Autonome di Trento e di Bolzano del 15 settembre 2016) individua un percorso di riassetto della materia, individuando strutture (Presidi Ospedalieri territoriali e presidi socio sanitari territoriali (PreSST) e figure professionali quali il Gestore, da individuarsi nelle strutture sanitarie e socio-sanitarie accreditate a contratto o nel Medico di Medicina Generale organizzato in forme associative quali società di servizio o cooperative.

La delibera individua con precisione le caratteristiche del gestore:

....il Gestore è il titolare della presa in carico ed è la figura individuata per garantire il coordinamento e l'integrazione tra i differenti livelli di cura ed i vari attori; • al Gestore, da individuarsi nelle strutture sanitarie e sociosanitarie accreditate a contratto o nel MMG organizzato in forme associative quali società di servizio o cooperative, spetta: ➤ la sottoscrizione del patto di cura con il paziente; ➤ la definizione del

piano di assistenza individuale (PAI); ➤ *la presa in carico proattiva con il paziente, anche attraverso la prenotazione delle prestazioni, il coordinamento dei diversi partner di rete;* ➤ *il coordinamento e l'attivazione dei nodi della rete erogativa necessari per l'attuazione del PAI;* ➤ *l'erogazione delle prestazioni previste dal PAI, direttamente o tramite partner di rete accreditati;* ➤ *l'implementazione di servizi innovativi, quali ad esempio la telemedicina, nell'ambito delle regole regionali;* ➤ *il monitoraggio dell'aderenza del paziente al percorso programmato;* • *il soggetto che si propone come Gestore deve assicurare tutte le prestazioni e le fasi della presa in carico in proprio, cioè con la propria organizzazione, oppure anche mediante l'avvalimento di soggetti terzi (partner); in caso di avvalimento di enti terzi, il Gestore resta l'unico responsabile della presa in carico e del Patto di cura con l'utente e non potrà mai delegare la titolarità e la responsabilità clinica e complessiva della presa in carico ad un soggetto terzo; in prima applicazione la filiera potrà essere integrata entro 180 giorni dalla manifestazione di interesse;* • *i soggetti terzi possono essere individuati tra:* ➤ *erogatori (case di cura, unità d'offerta sociosanitaria, strutture ambulatoriali extraospedaliere) già contrattualizzati alla data di approvazione della DGR n. X/6164 del 30.01.2017;* ➤ *strutture accreditate alla data di approvazione della*

DGR n. X/6164 del 30.01.2017 ma non a contratto; in tal caso l'ATS le contrattualizza per l'erogazione delle sole prestazioni di cui il gestore si avvale (cd. contratto di scopo); • nessun gestore può comunque indirizzare i pazienti verso strutture o centri accreditati, ma non contrattualizzati oltre il limite del 10% del valore complessivo della produzione stimata in relazione all'erogazione dei PAI relativi ai pazienti presi in carico; in casi particolari le ATS potranno prevedere un aumento del predetto limite fino ad un massimo del 20%

2.7.1 I presidi ospedalieri territoriali (POT) La l.r n. 23/15 definisce i POT quali "strutture multi servizio deputate all'erogazione di prestazioni residenziali sanitarie e sociosanitarie a media e bassa intensità per acuti e cronici, e di prestazioni ambulatoriali e domiciliari". Sono strutture a valenza territoriale per la gestione ed erogazione di servizi di carattere sanitario, sociosanitario e sociale rivolti a pazienti cronici, prevalentemente complessi e fragili. Al fine di garantire il rispetto dei vincoli posti dal DM 70/2015, possono derivare dalla trasformazione complessiva di piccoli ospedali, da trasformazioni o riconversioni all'interno di presidi ospedalieri di ricovero e cura pubblici o privati già accreditati e a contratto, oppure essere realizzati ex novo, a condizione che ciò non comporti un aumento del numero di posti letto dell'assetto accreditato dell'erogatore o, in casi particolari e su motivato parere della ATS competente, dell'assetto complessivo di ATS. In ogni

56

caso, il soggetto erogatore dovrà provvedere, ove necessario, ad abilitare all'esercizio il presidio e ad aggiornare il proprio assetto accreditato secondo le modalità che verranno definite dalla DG Welfare. I POT rappresentano un nodo funzionale della rete dei servizi di diagnosi, cura e assistenza dei pazienti cronici, anche per malati problematici con bisogni complessi, che devono effettuare ripetuti controlli dello stato di salute per evitare lo scompenso della malattia e che richiedono quindi molteplici servizi / livelli del sistema sanitario e sociosanitario. La presa in carico nel POT è prevalentemente rivolta a pazienti poli-patologici, anziani e fragili, spesso politrattati con rischio di eventi avversi da farmaci, caratterizzati da elevato rischio di riacutizzazione ed evoluzione di malattia, progressione della disabilità e compromissione della qualità della vita.
    Pag. 14 e 15 della Delibera.

Appare evidente che trattasi un processo di allungamento della filiera nell'offerta sanitaria e che in questa filiera sono incluse strutture private, convenzionate o a contratto atte ad aumentare la burocratizzazione del percorso sanitario, dalla diagnostica alla cura, e *una conventio ad includendum* di cooperative, associazioni, strutture private che concorrono, inevitabilmente aumentando la spesa sanitaria stessa.
    Il budget per questa operazione di semiprivatizzazione della sanità lombarda rientra nel

piano di investimento del SSL a riguarda circa 3 milioni di pazienti cronici.

Secondo Filippi (*Quei tre milioni di malati cronici venduti ai privati*, Left, 1° dicembre 2017), i numeri sono impressionanti: in Lombardia verranno istituite 8 Agenzie per la Tutela della Salute, saranno individuati 294 Enti gestori che a loro volta si appoggeranno a 1072 Enti Erogatori.

Indipendentemente dalla patologia, il paziente è obbligato a scegliere un unico gestore, e peraltro si corre il rischio di un'insufficienza del sistema alla domanda di salute. In tal modo i gestori potrebbero abbassare il livello qualitativo delle prestazioni incluse nel Piano di assistenza, forse anche di sotto dei LEA previsti dalla Stato oppure sottoporre il paziente alla richiesta della contribuzione *out of pocket* per pacchetti di prestazioni o per prestazioni estemporanee.

Impossibile che in questo drammatico allungamento della filiera, non entrino colossi privati della sanità, impossibile che tutto il percorso mantenga caratteristiche di trasparenza amministrativa, impossibile non prevedere che fenomeni di corruzione costelleranno la filiera amministrativa e burocratica finora individuata.

Il recupero della Spesa Farmaceutica

Nell'ambito della discussione della Legge Finanziaria, non registriamo riferimenti efficaci alla Salute, se non in termini di tagli lineari. Su Avvenire, invece, interviene il Prof. Silvio Garattini, https://www.avvenire.it/famiglia-e-vita/pagine/meno-farmaci-basta-consumismo, sempre illuminato, con considerazioni, non solo condivisibili ma che in questa sede ribadiamo. E tutto ciò ha una straordinaria attualità poiché la Spesa del Sistema Sanitario Nazionale è il maggior Capitolo del Bilancio dello Stato.

La Spesa Farmaceutica che si aggira sui 21mld si divide in due capitolo: la spesa ospedaliera e quella territoriale. Mentre la prima comporta la problematica degli approvvigionamenti controllabili, ma è in costante fuori controllo, la seconda potrebbe, con alcuni accorgimenti, essere controllata. Secondo il Rapporto OSMED, nei primi nove mesi del 2015 la spesa farmaceutica nazionale totale (pubblica e privata) è stata pari a 21.3 miliardi di euro, di cui il 76.5% è stato rimborsato dal SSN. La spesa farmaceutica territoriale pubblica è stata pari a 9.727 milioni di euro (circa 159 euro pro capite), con un aumento del +9.6% rispetto allo stesso periodo dell'anno precedente. Tale aumento è dovuto principalmente alla crescita del +37.4% della spesa per medicinali di classe A erogati in distribuzione diretta e per conto e ad un lieve decremento della spesa farmaceutica convenzionata netta -0.9%.

Spesa farmaceutica territoriale

Relativamente alle **componenti**, la spesa farmaceutica territoriale indica l'insieme della spesa riferibile ai **farmaci rimborsabili di fascia A,** al lordo delle quote di partecipazione alla spesa a carico degli assistiti, **distribuiti:**

1) attraverso le farmacie pubbliche e private convenzionate;

2) attraverso la distribuzione diretta, intesa come ,distribuzione, per il tramite delle strutture ospedaliere e dei presidi delle aziende sanitarie locali, di medicinali agli assistiti, per la somministrazione presso il proprio domicilio. Rientrano nella distribuzione diretta le prestazioni farmaceutiche, destinate al consumo al domicilio, erogate:

✓ alla dimissione da ricovero o da visita specialistica, limitatamente al primo ciclo terapeutico completo;

✓ ai pazienti cronici e/o soggetti a piani terapeutici;

✓ ai pazienti in assistenza domiciliare, residenziale o semiresidenziale;

✓ da parte delle farmacie convenzionate, pubbliche o private, per conto delle Aziende sanitarie locali.[5]

5

http://www.camera.it/camera/browse/561?appro=610&La+spesa+farmaceutica+t erritoriale+ed+ospedaliera#paragrafo2867

Ma è proprio in questo ambito che registriamo il "buco". Spesso le farmacie si comportano da supermarket e molti farmaci, superano l'ostacolo dell'appropriatezza, e vengono erogati senza la prescrizione dovuta ovvero vi sono eccessi di prescrizione. Insomma il *fai-da-te* del paziente o di quello che si ritiene tale può essere fortemente dispersivo. Se si osserva il comportamento delle Apothecaries sassoni, americane, inglesi etc, in quella sede il farmacista conta una per una le compresse sulla base della prescrizione medica, non una di più né una di meno.

L'aggiornamento dell'AIFA sulla spesa farmaceutica regionale, relativamente al primo quadrimestre 2015, indica una spesa pari a 2.949 miliardi di euro, 2.6 mln in più rispetto al 2014. I dati sui ticket indicano un incremento rispetto allo stesso periodo dell'anno precedente, pari ad un milione (528, +4.2%).

Appare adeguata la spesa territoriale al di sotto del tetto di spesa fissato all'11.35% del Fondo sanitario nazionale, ma non mancano le disomogeneità territoriali e regionali. Come previsto, la spesa farmaceutica ospedaliera supera il tetto del 3.5% e si attesta sul 5%.

Le regioni virtuose sono poche: in primis la Provincia Autonoma di Trento che mostra un 3.4%. In 10 Regioni il tetto dell'11.35% è stato valicato: (Sardegna (13.9, Puglia (13.6, Calabria (13.1), Abruzzo (12.6, Lazio (12.6), Campania (12.1), Basilicata (12.0),

Marche (11.8, Molise (11.8) e Sicilia (11.4. In valori assoluti, l'insieme della compartecipazione alla spesa (ticket) ha raggiunto la cifra di 528 milioni nel primo quadrimestre, di cui il 64% derivante dalla differenza tra cifra a carico del cittadino (prodotto farmaceutico in commercio scelto dal paziente) e cifra rimborsata dal SSN (AIFA, con un disavanzo pari a circa 1.695 mld € ed un *pay-back* per le Aziende pari a 847 mln. Imputata di prima classe, la spesa farmaceutica ospedaliera, quasi sempre fuori controllo.

I farmaci c.d.griffati.

Negli anni 2000 la battaglia dei consumatori verso i farmaci griffati contribuì alla rivalutazione dei farmaci generici, quelli cioè che contengono lo stesso principio attivo dell'omologo griffato ma costano molto meno essendo privi di alcuni passaggi (prove di efficacia e di tollerabilità) che invece il farmaco griffato o brandizzato ha superato. Tuttavia, sulla base di uguaglianza del principio attivo, della forma farmaceutica, della dose e della via di somministrazione, si presuppone che anche l'effetto sia identico e pari l'efficacia terapeutica e di tollerabilità.

La svolta successiva arriva nel marzo 2016 con la Determinazione AIFA6 volta ad autorizzare l'impiego di farmaci terapeuticamente equivalenti anche se il principio attivo è diverso e pertanto definibili similari.

---

[6] AIFA 31 marzo 2016. Riforma della determinazione recante "Procedura di applicazione dell'articolo 15, comma 11 ter, del decreto legge 6 luglio 2012, n. 95 (disposizioni urgenti per la revisione della spesa pubblica con invarianza dei servizi al cittadini nonche' misure di rafforzamento patrimoniale delle imprese del settore bancario} convertito con modificazioni nella legge 7 agosto 2012, n. 135 e S.M.I".

Così facendo, l'AIFA attuerebbe il taglio della rimborsabilità per circa 1.700 farmaci con regime di distribuzione ospedaliera e circa mille i medicinali territoriali.

Rispetto al generico, il similare può contenere anche un principio attivo diverso anche se è un prodotto con "profilo rischio-beneficio sovrapponibile". Ciò consentirebbe di escludere prodotti più onerosi che rientrino nella c.d. "classificazione ATC di 4° livello". Di primo livello sono i farmaci per il sistema nervoso centrale, il secondo gli psicoanalettici, il terzo tutti gli antidepressivi, al quarto gli Antidepressivi inibitori selettivi della ricaptazione della serotonina (SSRI). In totale 38 prodotti diversi, dalla Seretralina (Zoloft, Tatig, Tralisen) all' Escitalopram (Cipralex, Entact). Il farmaco a più basso prezzo di questi resterà mutuabile, (AIFA, determinazione "458" del 31 marzo 2016.

Mentre "griffato" e "generico" avevano almeno lo stesso principio base, resta ancora da verificare su grandi numeri statistici l'equivalenza terapeutica tra farmaci diversi.

Quel che resta sconosciuto è il diverso grado di accettazione e tollerabilità da parte del paziente che si vedrà costretto a lasciare un prodotto cui è ormai avvezzo per un altro da sperimentare sotto il profilo terapeutico, degli effetti collaterali e della risposta metabolica.

In pratica la politica di difesa della spesa subisce vari passaggi, dal griffato al generico ed adesso al similare.

I farmaci oncologici

Non si può non tener contro dei dati epidemiologici che indicano 363.300 nuovi casi di cancro/anno. In vero, la percentuale di remissione (nel caso delle neoplasie non è prudente riferirsi a guarigione) era del 40% nel 2000, con una forbice sempre più divaricata tra tasso di morbosità e mortalità. Ma è anche plausibile che il miglioramento registrato nell'attuale 60% (2015) di questi accertamenti sia dovuto a due fattori ineludibili:

- *Diagnosi precoce,* che fa parte di un quadro di prevenzione della malattia, che sta acquisendo risultati soddisfacenti. Le curve epidemiologiche di morbosità e mortalità per cancro si vanno finalmente divaricando, nel segno di una sempre minore coincidenza tra diagnosi di malattia e conseguente mortalità.

- *L'introduzione di 45 nuovi* farmaci oncologici, avvenuta tra il 2010 ed il 2014, implementa il ventaglio di possibilità terapeutiche. Senza dimenticare che negli ultimi anni il supporto di prodotti di immuno-oncologia e di farmaci a bersaglio molecolare ha molto arricchito la possibilità terapeutica.

http://www.dire.it/newsletter/odm/anno/2016/febbraio/16/?news=08#sthash.lZ1i0vqx.dpuf

Nel 2014 la spesa italiana per i farmaci oncologici ospedalieri e' stata di 3.899 milioni di euro, +9.6% rispetto alla spesa del precedente anno, (Pinto, AIOM, 2016).[7]

Maggiore accuratezza nell'approvazione di farmaci e più oculata gestione degli stessi consentirebbero un recupero del disavanzo di detto capitolo di spesa. Nel controllo degli sprechi, infatti, giocano un ruolo primario sia la razionalizzazione sia la maggiore appropriatezza nell'uso terapeutico.

Di quest'ultimo aspetto è testimonianza il sorprendente studio di Bach et al., 2016, che focalizza il cattivo utilizzo dei farmaci monodose in base al rapporto peso/quantità da somministrare. Una volta aperte le confezioni, utilizzata la dose per paziente, lo scarto eccedente deve essere necessariamente eliminato.

Ad esempio, il trattamento per un paziente affetto da mieloma prevede 2.2 mg di Bortezomid (farmaco molecolare o biologico) mentre la confezione monodose ne contiene 3.5. La dose eccedente, 1.3 mg, non utilizzata diviene rifiuto e comunque incide sulla spesa globale.

Negli USA, secondo Bach, 2016, le risorse divenute letteralmente "rifiuto", solo per eccedenza di farmaco, ammontano a circa 1.7 miliardi di $ per le forme tumorali di maggiore incidenza, quali mieloma

---

[7] Carmine Pinto, Presidente Associazione Oncologia Medica, AIOM, Ansa, 09 marzo 2016

multiplo (282 mln$, cancro del colon 260, linfomi 232, tumori pleurici e polmonari 100, cancro prostatico 25, cancro mammario, melanoma.)[8]

Farmaci Biologici o Biotecnologici

Nell'ambito dell'assistenza farmaceutica erogata dalle strutture sanitarie pubbliche, la categoria terapeutica dei farmaci antineoplastici ed immunomodulatori rappresenta la prima a maggiore incidenza in termini di spesa con 49.1 euro pro capite e la sesta in termini di dosi medie prescritte (9.3 DDD/1000 ab die), seguita dai farmaci antimicrobici per uso sistemico, con una spesa pro capite di 37.7 euro, rappresentando la settima categoria in termini di dosi medie prescritte (6.2 DDD/1000 ab die).

Considerando la spesa a carico del SSN, comprensiva della spesa per i farmaci erogati in regime di assistenza convenzionata e di quelli acquistati dalle strutture sanitarie pubbliche, la categoria degli antineoplastici ed immunomodulatori si colloca al primo posto (3.2 miliardi di euro), seguita dai farmaci antimicrobici per uso sistemico (2.9 miliardi di euro) e dai farmaci del sistema cardiovascolare (2,7 miliardi). Oggi un ostacolo finanziario è costituito da tre principi attivi a maggior spesa, erogati in distribuzione diretta,

[8] Bach P.B., Conti R.M.,Muller R.J.,Schnorr G.C.,Saltz L.B. *Overspending driven by oversized single dose vials of cancer drugs.* BMJ 2016, 352:i788

quali Sofosbuvir, innovativo antivirale per l'epatite C (681.5 milioni di euro), dal Fattore VIII di coagulazione per il trattamento e profilassi delle emorragie in pazienti affetti da emofilia A (185.5 milioni di euro) e dal farmaco biologico Adalimumab, dotato di ben 8 indicazioni in ambito reumatologico, gastroenterologico, dermatologico (185.0 milioni di euro) (Di Muzio e Perricone, 2016).

Farmaci innovativi certi di prim'ordine ma perché così costosi

Il futuro dei Farmaci Generici

Negli ultimi anni, la spesa farmaceutica nazionale totale (pubblica e privata) è stata pari a 22 miliardi di euro, di cui il 76.5% è stato rimborsato dal SSN, così come quella sanitaria privata è attestata sui 34 mld.

Per quanto attiene il comparto farmaceutico si era da anni sollevata una speranza per il contribuente-malato costituita di " generici", farmaci equivalenti ma non "" griffati" e quindi meno costosi. Il Terzo Rapporto sul sistema dei farmaci generici realizzato da Nomisma per Assogenerici, presentato a Roma il 13 dicembre 2017 indica serie prospettive di arretramento nella politica della riduzione dei prezzi. A ciò concorrono i progressivi aumenti delle materie prime (92%), i giusti vincoli sui controlli della qualità, gli adeguamenti legati alla Data Integrity.

Le imprese del comparto farmaceutico italiano (446 imprese per un valore complessivo della produzione pari a 24 miliardi di euro nel 2015) e le 165 officine di produzione autorizzate dall'Aifa, nel quinquennio 2010-2015 hanno visto crescere ricavi (+15%), ma anche fattori penalizzanti quali i costi di produzione (+13%) e immobilizzazioni (+34%).

Secondo Federico Fontolan, Nomisma, negli ultimi anni, segnatamente nel quinquennio 210-15 pur aumentando i ricavi del 56% si sono osservati aumenti del 63% per i costi di produzione . Quel che avveniva prima, ossia poter far leva sui costi delle materie prime, oggi non è più possibile salvo perdere in competitività con i mercati.

Emergono dunque criticità legate ai costi delle materie prime? Secondo Poma (Università di Ferrara) negli ultimi sei anni le esportazioni farmaceutiche italiane sono aumentate del 75% , ma l'importazione di materie prime e farmaci innovativi, ad altissimo costo, ha comportato un saldo negativo tra import ed export pari a 1,5 miliardi di euro nel 2016.

Se dunque il comparto produttivo farmaceutico dovesse avere ulteriori difficoltà con i generici anche questo piccolo aiuto al consumatore-utente verrebbe meno. E dai generici, i "farmaci del popolo" passiamo alle nuove terapie per le forme neoplastiche ematologiche, segnatamente la leucemia acuta linfoblastica, per le quali l'Industria, anzi un'Industria Farmaceutica, ha immesso sul mercato il Tisagenlecleucel denominato commercialmente Kymriah, il cui costo si aggira sui 475 mila euro. Un farmaco che viene utilizzato in somministrazione unica e che utilizza una tecnica di neogenerazione genetica delle cellule. Un ritrovato che ridà la vita al malato e contestualmente ricchezza all'Industria in questione che, a fronte di un investimento di 48,5 miliardi di dollari, nel solo 2016 ha registrato un utile netto di 6,7 miliardi. Pur non mettendo in discussione né la validità del farmaco né le necessità di cura dei piccoli malati, la discussione dovrebbe vertere sulla sproporzione delle cifre investite e dei guadagni esosi.

Per ulteriori informazioni, si rimanda al Capitolo Secondo, capioletto 3.2, del Volume "Quinto Pilastro. Il tramonto del SSN", Pag.101-110.

Rapporto OMS 2017 su "diritti umani e salute"

Nel Rapporto 2017 su "diritti umani e salute", l'OMS sottolinea il "*Rispetto per l'etica medica, sensibilità al genere, strutture sanitarie, beni, servizi e programmi centrati sulla persona e che rispondano alle esigenze specifiche di diversi gruppi di popolazione. in conformità con gli standard internazionali di etica medica per la riservatezza e il consenso informato.*"

Sono le qualità necessarie, secondo l'Oms, per integrare i diritti umani nei programmi e nelle politiche sanitarie a livello nazionale e regionale, esaminando i fattori determinanti della salute come parte di un approccio globale alla salute e ai diritti umani. Ne riportiamo le affermazioni di principio salienti, anche se la loro applicazione è demandata alle singole nazioni, pur costituendo affermazioni di solo principio comunque inderogabile.

Principi fondamentali dei diritti umani
Responsabilità

Gli Stati e altri portatori di dovere sono responsabili per il rispetto dei diritti umani. Tuttavia, c'è anche un movimento in crescita che riconosce l'importanza di altri attori non statali come le imprese nel rispetto e nella protezione dei diritti umani.

Uguaglianza e non discriminazione

Il principio di non discriminazione cerca "... di garantire che i diritti umani siano esercitati senza discriminazioni di alcun tipo basate su razza, colore, sesso, lingua, religione, opinioni politiche o di altro genere, origine nazionale o sociale, proprietà, nascita o altro status come disabilità, età, stato civile e familiare, orientamento sessuale e identità di genere, stato di salute, luogo di residenza, situazione economica e sociale ".

Qualsiasi discriminazione, ad esempio nell'accesso all'assistenza sanitaria, nonché nei mezzi e diritti per ottenere questo accesso, è vietata sulla base di razza, colore, sesso, lingua, religione, opinione politica o di altro genere, origine nazionale o sociale, proprietà , nascita, disabilità fisiche o mentali, stato di salute (incluso HIV/AIDS), orientamento sessuale e stato civile, politico, sociale o di altro tipo, che ha l'intenzione o l'effetto di compromettere l'eguale godimento o esercizio del diritto alla salute.

Partecipazione

La partecipazione richiede che tutte le parti interessate, compresi gli attori non statali, abbiano la proprietà e il controllo dei processi di sviluppo in tutte le fasi del ciclo di programmazione: valutazione, analisi, pianificazione, implementazione, monitoraggio e valutazione. La partecipazione va ben oltre la consulenza o un'aggiunta tecnica alla progettazione del progetto; dovrebbe includere strategie esplicite per responsabilizzare i cittadini, specialmente i più emarginati, in modo che le loro aspettative siano riconosciute dallo Stato.

La partecipazione è importante per la responsabilità in quanto fornisce "... assegni e contrappesi che non consentono alla leadership unitaria di esercitare il potere in modo arbitrario".

Universalità, indivisibilità e interdipendenza

I diritti umani sono universali e inalienabili. Si applicano allo stesso modo a tutte le persone, ovunque, senza distinzione. Le norme sui diritti umani - per il cibo, la salute, l'istruzione, per essere esenti da torture, trattamenti inumani o degradanti-sono anche correlate. Il miglioramento di un diritto facilita il progresso degli altri. Allo stesso modo, la privazione di un diritto influisce negativamente sugli altri.

Disponibilità

Fa riferimento alla necessità di disporre di una quantità sufficiente di strutture sanitarie e di assistenza sanitaria, beni e servizi funzionanti, nonché programmi per tutti. La disponibilità può essere misurata attraverso l'analisi di dati disaggregati a stratificati diversi e multipli, inclusi età, sesso, posizione e stato socio-economico e indagini qualitative per comprendere le lacune di copertura e la copertura della forza lavoro sanitaria.

Accessibilità

Si chiede che le strutture sanitarie, i beni e i servizi siano accessibili a tutti. L'accessibilità ha quattro dimensioni sovrapposte:

* non discriminazione
* accessibilità fisica
* accessibilità economica (accessibilità economica)
* accessibilità delle informazioni.

Valutare l'accessibilità può richiedere l'analisi degli ostacoli - finanziari fisici o di altro tipo - che esistono e il modo in cui possono interessare i più vulnerabili e richiedere l'istituzione o l'applicazione di norme e standard chiari sia nella legge che nella politica per affrontare tali ostacoli, nonché robusti sistemi di monitoraggio delle informazioni relative alla salute e se questa informazione sta raggiungendo tutte le popolazioni.

La strategia

La costituzione dell'Oms (1946) prevede " ...il più alto standard di salute raggiungibile come diritto fondamentale di ogni essere umano ". Comprendere la salute come un diritto umano crea un obbligo legale per gli Stati di garantire l'accesso a cure sanitarie tempestive, accettabili e accessibili di qualità appropriata, nonché di fornire i determinanti alla base della salute, come acqua potabile e potabile, servizi igienico-sanitari, cibo, alloggi, informazioni sulla salute e istruzione e uguaglianza di genere.

L'obbligo degli Stati di sostenere il diritto alla salute - anche attraverso l'assegnazione delle "risorse massime disponibili" per realizzare progressivamente questo obiettivo - è rivisto attraverso vari meccanismi internazionali sui diritti umani, come la

Revisione periodica universale , o la Commissione economica, sociale e diritti culturali . In molti casi, il diritto alla salute è stato adottato nel diritto interno o nella legge costituzionale.

Un approccio alla salute basato sui diritti richiede che la politica e i programmi in materia di salute debbano privilegiare i bisogni delle persone più arretrate verso una maggiore equità, un principio che è stato ripreso nell'agenda 2030 recentemente approvata per lo sviluppo sostenibile e la copertura sanitaria universale.

Il diritto alla salute deve essere goduto senza discriminazioni in base a razza, età, etnia o qualsiasi altro status. La non discriminazione e l'uguaglianza impongono agli Stati di adottare misure per correggere qualsiasi legge, pratica o politica discriminatoria.

Un'altra caratteristica degli approcci basati sui diritti è la partecipazione significativa. Partecipare significa garantire che le parti interessate nazionali, compresi gli attori non statali come le organizzazioni non governative, siano significativamente coinvolte in tutte le fasi della programmazione: valutazione, analisi, pianificazione, attuazione, monitoraggio e valutazione.

Le violazioni o la mancanza di attenzione ai diritti umani possono avere gravi conseguenze per la salute. Una

discriminazione eccessiva o implicita nella fornitura di servizi sanitari - sia all'interno della forza lavoro sanitaria che tra operatori sanitari e utenti dei servizi - costituiscono un potente ostacolo per i servizi sanitari e contribuisce all'assistenza di scarsa qualità.

La cattiva salute mentale spesso porta a negare la dignità e l'autonomia, incluso il trattamento forzato o l'istituzionalizzazione, e il disprezzo delle capacità legali individuali di prendere decisioni. Paradossalmente, la salute mentale riceve ancora un'attenzione inadeguata alla salute pubblica, nonostante gli alti livelli di violenza, povertà ed esclusione sociale che contribuiscono a peggiorare gli esiti di salute mentale e fisica per le persone con disturbi mentali.Le violazioni dei diritti umani non solo contribuiscono e aggravano la cattiva salute, ma per molti, tra cui persone con disabilità, popolazioni indigene, donne che vivono con l'HIV, prostitute, persone che fanno uso di droghe, transessuali e intersessuali, l'ambiente sanitario presenta un rischio maggiore esposizione a violazioni dei diritti umani - compresi trattamenti e procedure coercitive o forzate.

Inoltre, l'Oms ha attivamente rafforzato il suo ruolo nel fornire leadership tecnica, intellettuale e politica sul diritto alla salute tra cui:

• rafforzare la sua capacità e dei suoi Stati membri di integrare un approccio alla salute basato sui diritti umani;

• *promuovere il diritto alla salute nel diritto internazionale e nei processi di sviluppo internazionale;*

• *sostenere diritti umani connessi alla salute, incluso il diritto alla salute.*

Affrontare i bisogni e i diritti delle persone nelle diverse fasi del corso della vita richiede secondo l'Oms un approccio globale nel più ampio contesto della promozione dei diritti umani, della parità di genere e dell'equità.In quanto tale, l'Oms promuove un quadro conciso e unificante che si basa su approcci in materia di genere, equità e diritti umani per generare soluzioni più accurate e solide per le disuguaglianze sanitarie.

La natura integrata del framework è un'opportunità per costruire su basi e complementarità tra questi approcci per creare un approccio coeso ed efficiente per promuovere la salute e il benessere per tutti.

Dal punto di vista della qualità, la scheda Oms sottolinea sette regole che devono caratterizzare i servizi che devono essere approvati scientificamente e dal punto di vista clinico.

La qualità

La qualità è un componente chiave di Universal Health Coverage e include l'esperienza e la percezione dell'assistenza sanitaria. I servizi sanitari di qualità dovrebbero essere:

• **Sicuri:** *evitare lesioni alle persone a cui è destinata la cura;*

- **Efficaci:** *fornire servizi sanitari basati sull'evidenza a coloro che ne hanno bisogno;*
- **Incentrati sulle persone:** *fornire assistenza che risponda alle preferenze, ai bisogni e ai valori individuali;*
- **Tempestivi:** *riduzione dei tempi di attesa e talvolta dei ritardi dannosi.*
- **Equi:** *fornire assistenza che non varia in termini di qualità in base al genere, all'etnia, alla posizione geografica e allo status socio-economico;*
- **Integrati:** *fornire assistenza che rende disponibile l'intera gamma di servizi sanitari per tutto il corso della vita;*
- **Efficienti:** *massimizzare il beneficio delle risorse disponibili ed evitare sprechi.*

Principi ineludibili e condivisibili, sanciti anche nella nostra Costituzione Italiana, nello scrigno degli artt. 3,32, 53.

Vede finalmente la luce la ricognizione ufficiale che il Commissario Europeo per la Sanità Vytenis Andriukaitis ha di recente pubblicato (State of Health in the UE Report). Da questo Rapporto si evince che anche per la Sanità esistono differenze tra Paesi Membri che, rispetto alla domanda di salute, si comportano in modo difforme. Il Rapporto evoca due quesiti primari:

Prima domanda: a quanto ammontano le differenze?

Seconda domanda: tali differenze sono da imputare a semplici o comunque individuabili deficit di risorse economiche o alla base esistono scelte politiche differenziate e non uniformate dalla UE?

Il Rapporto identifica la condizione di 150 milioni di europei in difficoltà a curarsi di cui 15 mln in povertà assoluta che rinunciano a curarsi. Si ricordi che in Italia sono 12.

Secondo Andriukaitis, la crisi che attanaglia l'Europa non ha sciolto ancora le briglia su problemi quali occupazione, lavoro e soprattutto salute.

Ciò si riferisce, anche secondo il Rapporto, ad una popolazione che sta invecchiando con un'aspettativa di vita media attestata sugli 81 anni. Secondo il

Commissario, occorre agire sull'accessibilità alle cure innovative e modificare il prezzo dei farmaci.

Attualmente si riconoscono Paesi Ricchi e Paesi più poveri, che noi abbiamo inscritto in un'Europa a più velocità, almeno per il settore energetico. Ma verso i paesi più ricchi convergono medici, infermieri ossia le risorse umane europee più disponibili che trascinano anche risorse economiche. Ecco dunque la risposta al primo quesito: il Rapporto incide molto sul **Fattore Economico** quale principale campo di risoluzione delle problematiche dei Paesi dell'Est Europa, non in linea statistica con gli altri Paesi quanto a stili di vita e comportamenti. Infatti obesità, abitudine al fumo ed all'alcol, costituiscono valenze ancora da eradicare e contribuiscono fortemente ad incrementare la mortalità prematura. In termini puramente economici, ciò significa perdita di forza lavoro, non a caso in specie nei Paesi a minor reddito individuale e con incipiente povertà. Ne deriva una maggiore necessità di investire in prevenzione nei Paesi dell'Est e Sud Europa, penalizzati sotto questo profilo.

Secondo il Commissario, investimenti e risorse assumono un ruolo egemone nella conduzione e risoluzione del problema Salute Europea, attribuendo alla mortalità prematura della forza lavoro un ruolo largamente negativo sull'economia globale. A tal proposito va osservato che il principio può anche valere dal punto di vista economico ma non etico. Le morti premature vanno prevenute in quanto tali e non in funzione della presupposta perdita di forza lavoro.

Il Secondo riguarda l'articolazione complessiva delle conclusioni legate al principio della sostenibilità economica da devolvere alla Salute, quasi variabile dominante nella ottimizzazione del Rapporto domanda /offerta di salute.

Finalmente dunque la Commissione si occupa di salute, la inscrive nel contesto di incipiente povertà dell'Europa Meridiona e dell'Est, con generiche indicazioni - non può fare diversamente dato il ruolo istituzionale della Commissione- di una terapia di investimenti e risorse.

Se dunque il Rapporto sembra comunque sottolineare la disparità incipiente tra paesi europei a diverse velocità, poco o nulla dedica ai fattori della corruzione in sanità, idonei a sottrarre risorse per una media calcolata approssimativamente sul 7% della somma che ciascun Paese dedica alla Salute e che non esiste solo l'incremento della domanda di salute (per patologie croniche e/o degenerative) ma soprattutto la reale riduzione dell'offerta sanitaria in termini quantitativi e qualitativi per difetto di organizzazione delle strutture e per deficit di strategia di prevenzione.

Disegno Di Legge

PROPOSTE LEGISLATIVE ATTE Alb RIASSSETTO DELLA STRUTURA OSPEDALIERA NEI COMPRENSORI GEOGRAFICI

(testo di Aldo Ferrara, DDL presentato da G. Gambale et al., XI Legislatura, incardinato Commissione Igiene e Sanità, Camera dei Deputati). Febbraio 1993

Onorevoli Colleghi,
la condizione di difficoltà operativa, finanziaria e logistica nella quale si dibatte la Sanità Pubblica Italiana ci obbliga ad interventi che dovrebbero riassumere le caratteristiche di tempestività e di organicità. In linea di massima ai fini di un riordino dell'intero settore, si devono prendere in considerazione i problemi di logistica operativa di due grandi settori sanitari pubblici: l'assistenza domiciliare e/o ambulatoriale e l'assistenza ospedaliera. Rimandando ad altri ed a successive iniziative il riassetto dell'assistenza ambulatoriale, con la presente proposta di legge intendiamo richiamare l'attenzione sul grave problema del riassetto legislativo dell'Assistenza e del funzionamento Ospedaliero.

I dispositivi di legge, successivi al riassetto della materia a far tempo dal DPR 833/78, pur demandando alle Amministrazioni Regionali o Locali l'organizzazione delle singole Unità Sanitarie Locali, mostrano la loro insussistenza circa un riassetto organico e globale dell'Amministrazione delle Grandi Aziende Ospedaliere. Nella recente costituzione degli Istituti di Ricerca Scientifica ha offerto miglioramenti circa l'organizzazione ospedaliera, la facilitazione del ricovero e la graduazione di ricoveri in funzione della gravità della patologia presentata.

Gravi e recenti fatti di inadempienza nella fase di ricovero di gravi patologie, a competenza medica o chirurgica, hanno portato all'attenzione della pubblica opinione la necessità improrogabile di dover porre, con assoluta priorità, rimedio a disfunzioni, che nella maggior parte dei casi si possono ricondurre a deficit organizzativi, mancanza di coordinazione regionale più che ad inadempienze od incompetenze del personale medico e paramedico.

La graduazione della fase di ospedalizzazione costituisce un momento importante dell'intera attività sanitaria pubblica ed ad essa si deve porre la massima attenzione, in relazione a due grandi aspetti: 1) il tipo di patologia che richiede una fase di ricovero; 2) il numero di posti-letto, prestazioni sanitarie o personale medico in relazione al punto 1 sopra citato.

Per quanto al punto 1:

A) Esistono patologie di interesse chirurgico o di medicina d'urgenza che richiedono il massimo sforzo non solo organizzativo ma anche strutturale, per la necessaria dotazione di bio-tecnologie d'avanguardia senza le quali la prestazione cade di profilo qualitativo e pone il malato e rischio di sopravvivenza o, per ben che vada, a non miglioramento clinico. Esempi eponimici possono essere costituiti dai Centri di Trapianto di Midollo, ovvero dai Centri di Trapianto Cardiaco, che si distinguono nell'attuale stato sanitario come Centri di Alta Specializzazione, con numero limitato di posti-letto che impone pertanto un alto tasso di attesa. L'ovvio potenziamento di detti Centri tuttavia si propone ma con lentezza, dovuta vuoi ai limitati mezzi di spesa, vuoi alla necessità di dover operare priorità sulle quali non è facile trovare un accordo.

B) Esistono poi patologie di maggiore diffusione e relativamente minor carico tecnologico-diagnostico che tuttavia, per la rilevante incidenza clinico-epidemiologica, impegnano al massimo le strutture sanitarie esistenti per i frequenti ricoveri, talora non pienamente motivati o sostituibili da fasi di ospedalizzazione giornaliera (*Day-Hospital*). È questo il caso di patologie che occupano il vertice della classifica epidemiologica, quali Malattie cardio-vascolari e tumori, seguite dalle principali malattie oggi facilmente individuate in Broncopneumopatie Croniche di interesse sociale, Patologie Infettive Emergenti, come l'AIDS etc.

C) Esistono poi altre patologie, la cui altissima diffusione appare inversamente proporzionale all'impegno tecnologico richiesto, patologie che in genere sono acute e che, esaurendosi ,non impongono più necessità soverchianti per ricoveri o trattamenti specifici. È il caso di patologie infettive ad interesse chirurgico come appendiciti, colecistiti, ovvero patologie traumatiche della strada ovvero ancora patologie di interesse internistico come polmoniti, gastropatie ulcerose etc.

Questi ultimi esempi non richiedono particolari necessità strutturali od operative che non si possano risolvere in tempi stretti ed in ambito locale.

Queste considerazioni, Onorevoli Colleghi, non soltanto ai fini di un riassetto globale dell'intera materia, non soltanto ai fini di un risparmio finanziario, ma soprattutto ai fini di garantire al cittadino una migliore affidabilità del Servizio Sanitario Nazionale, ci inducono a ritenere essenziale l'istituzione, con la presente proposta di legge, di un Registro Territoriale Ospedaliero. Esso dovrebbe consistere nell'istituzione di: a) un casellario al quale confluiscono tutti i posti-letto esistenti negli ospedali italiani; b) un sistema di smistamento elettronico in funzione della territorialità e della gravità della patologia indicata dal malato.

Considerato quanto indicato in A, occorrerebbe istituire un Registro per i Centri ad Alta Specializzazione, ai quali confluiscono pazienti ripartiti per dipartimenti interregionali nel seguente modo:

1° Dipartimento: Val D'Aosta, Piemonte, Liguria.

2° Dipartimento: Veneto, Lombardia, Trentino, Friuli

3° Dipartimento: Regione Tosco-Emiliana, Marche

4°Dipartimento: Lazio, Abruzzi, Molise, Campania, Puglie, Basilicata, Calabria

5° Dipartimento: Isole (Sicilia e Sardegna).

L'elenco dei Centri di Alta Specializzazione potrà essere completato da una Commissione del Ministero Competente. Il numero telefonico cui potrà rivolgersi il singolo paziente o medico curante sarà "119".

Considerato quanto indicato in B, è da rilevare la necessità di una coordinazione di tipo Regionale, sia per i tempestivi interventi, chirurgici o medici in emergenza, sia per il reperimento dei posti-letto. Il numero telefonico cui potrà rivolgersi il singolo paziente o medico curante sarà "120".

Considerato quanto indicato in C, è da rilevare la necessità di una coordinazione di tipo Provinciale. Il numero telefonico cui potrà rivolgersi il singolo paziente o medico curante sarà "121".

Quanto sopra comporta anche la possibilità di attrezzare e reperire posti-letto in misura adeguata alle necessità cliniche, che soltanto con il tempo, dopo la messa in vigore della presente proposta, potranno essere individuate. Ciò allo scopo di evitare discrasie tra l'offerta (numero dei posti letto) e la domanda da parte dei pazienti, poiché non è infrequente trovare un numero di posti letto eccedente la richiesta, mentre per molte patologie l'offerta è assai limitata.

PROPOSTA DI LEGGE

ART.1 È istituito il Registro Ospedaliero a cura del Servizio Sanitario Nazionale. Esso è disponibile tramite numeri telefonici di pronto intervento (119,120,121) per acquisire informazioni circa la disponibilità dei posti letto in ambito ospedaliero, per verificare i tempi di attesa per il ricovero, previo accertamento del medesimo che viene certificato da uno specialista competente, in funzione della tipologia di malattia presentata, in allegato e per branche specialistiche, anch'esse in allegato alla presente legge.

ART.2 Il presente Registro indica le Strutture Interregionali di riferimento per Alta Specializzazione Medica o Chirurgica, alle quali indirizzare pazienti con patologie di stretta pertinenza la cui disponibilità è segnalata dal numero telefonico di pronto intervento "119".

Per quanto attiene i Dipartimenti interessati essi sono così distribuiti:

1° Dipartimento: Val D'Aosta, Piemonte, Liguria.

2° Dipartimento: Veneto, Lombardia, Tre Venezie

3° Dipartimento: Regione Tosco-Emiliana, Marche

4° Dipartimento: Lazio, Abruzzi, Molise, Campania, Puglie, Basilicata, Calabria

5° Dipartimento: Isole (Sicilia e Sardegna).

Per quanto attiene le patologie, essi sono in appresso elencati:

-Centri di Trapianto di Organi e Chirurgia Sostitutiva

-Centri Grandi Ustioni

-Centri di Alta Specializzazione Immuno-Allergololologica

-Centri di Alta Definizione Eidologica e Radioterapia

-Centri di Alta Specializzazione sul Metabolismo Osseo

-Centri di Alta Specializzazione sulle Malattie Ereditarie

-Centri di Alta Diagnosi Strumentale

ART.3 Il presente Registro indica le Strutture Ospedaliere Regionali di Specializzazione Medica o Chirurgica, alle quali indirizzare pazienti con patologie di stretta pertinenza la cui disponibilità è segnalata dal numero telefonico di pronto intervento "120". Il settore è definito dai limiti territoriali della regione di appartenenza. Le patologie interessate sono quelle la cui morbosità incidente supera il numero di 50 pazienti ogni 100mila abitanti.

ART.4 Il presente Registro indica le Strutture Provinciali di Controllo Medico o Chirurgico, alle quali indirizzare pazienti con patologie di stretta pertinenza la cui disponibilità è segnalata dal numero telefonico di pronto intervento "121". Il settore è definito dai limiti territoriali della provincia di appartenenza. Le patologie o sfere medico-chirurgiche sono tutte.

DPR 791/79 Stato giuridico del personale delle unità sanitarie locali

DM Decreto Ministero della Salute, 31 marzo 2008 (G.U.18.06.2008). Ambiti di intervento delle prestazioni sanitarie erogate dai Fondi sanitari integrativi dal SSN e da enti e casse aventi esclusivamente fini assistenziali G.U. 141, 18.06.2008

DM Economia Finanze, 2 novembre 2011, De materializzazione della ricetta medica cartacea, di cui all'art.11, comma 16 del Decreto Legge 78/2010 (progetto tessera sanitaria 11A14746)

DM 09 dicembre 2015, Condizioni di erogabilità e indicazioni di appropriatezza prescrittiva delle prestazioni di assistenza ambulatoriale erogabili nell'ambito del Servizio sanitario nazionale (16A00398) (GU Serie Generale n.15 del 20-1-2016)

Decreto L. 18 settembre 2001, n. 347, convertito nella L. 16 novembre 2001, n. 405 recante: "Interventi urgenti in materia di spesa sanitaria", pubblicato sulla Gazzetta Ufficiale, serie generale, n. 268 del 17 novembre 2001. (Le modifiche riguardano gli articoli: 1, comma 2; 9-bis, commi 1 e 2; 15-bis, comma 3; 19, comma 2-bis);

Decreto L. 7 febbraio 2002, n. 8, convertito nella L. 4 aprile 2002, n. 56, recante: "Proroga di disposizioni relative ai medici a tempo definito, farmaci, formazione sanitaria, ordinamenti didattici universitari e organi amministrativi della croce Rossa" pubblicato sulla Gazzetta ufficiale n. 85 dell'11.42.2002.

Decreto L. 1 ottobre 2007, n. 159 "Interventi urgenti in materia economico-finanziaria, per lo sviluppo e l'equità fiscale", pubblicato nella *Gazzetta Ufficiale* n. 229 del 2 ottobre 2007

Decreto L. Testo Coordinato 31 maggio 2010, n. 78 Testo del decreto-L. 31 maggio 2010, n. 78 (in Supplemento ordinario n. 114/L alla Gazzetta Ufficiale serie generale - n. 125 del 31 maggio 2010), coordinato con la L. di conversione 30 luglio 2010, n. 122 (in questo stesso supplemento ordinario, alla pag. 1), recante: «Misure urgenti in materia di stabilizzazione finanziaria e di competitività economica». (10A09387)

Decreto L. 6 luglio 2011, n. 98 Disposizioni urgenti per la stabilizzazione finanziaria. Allegato A

Decreto l. 6 luglio 2012, n. 95, disposizioni urgenti per la revisione della spesa pubblica con invarianza dei servizi ai cittadini. (12g0117) (gu serie generale n.156 del 6-7-2012 - suppl. ordinario n. 141)

D.Lgs 30 dicembre 1992, n. 502, Testo aggiornato del D.Lgs 30 dicembre 1992, n. 502, recante: "Riordino della disciplina in materia sanitaria, a norma dell'articolo 1 della L. 23 ottobre 1992, n. 421". (GU Serie Generale n.4 del 7-1-1994 - Suppl. Ordinario n. 3)

D.Lgs 30 dicembre 1992, n. 502. Riordino della disciplina in materia sanitaria, a norma dell'articolo 1 della L. 23 ottobre 1992, n. 421. (Gazzetta Ufficiale 30 dicembre 1992, n. 305, S.O.) (Testo aggiornato in seguito all'entrata in vigore della L. 8 novembre 2012 n. 189)

D.Lgs 19 giugno 1999, n. 229, recante: "Norme per la razionalizzazione del Servizio sanitario nazionale, a norma dell'art.1 della L. 30 novembre 1998, n. 419", pubblicato sul supplemento ordinario n. 132/L alla Gazzetta Ufficiale, serie generale, n. 165 del 16 luglio 1999;

D.Lgs 21 dicembre 1999, n. 517, recante: "Disciplina dei rapporti fra Servizio sanitario nazionale ed università, a norma dell'articolo 6 della L. 30 novembre 1998, n. 419, pubblicato sul supplemento ordinario n. 10/L alla Gazzetta Ufficiale, serie generale, n. 8 del 12 gennaio 2000;

D.Lgs 2 marzo 2000, n. 49, recante: "Disposizioni correttive del D.Lgs 19 giugno 1999, n. 229, concernenti il termine di opzione per il rapporto esclusivo da parte dei dirigenti sanitari", pubblicato sulla Gazzetta Ufficiale, serie generale, n. 58 del 10 marzo 2000 (Il decreto modifica il termine di cui all'articolo 15-quater, comma 3, per l'opzione per il rapporto esclusivo);

D.Lgs 7 giugno 2000, n. 168, recante: "Disposizioni integrative e correttive del D.Lgs 19 giugno 1999, n. 229, in materia di principi e criteri per l'organizzazione delle Aziende sanitarie locali e di limiti dell'esercizio del potere sostitutivo statale, nonché di formazione delle graduatorie per la disciplina dei rapporti di medicina generale", pubblicato sulla Gazzetta Ufficiale, serie generale, n. 144 del 22 giugno 2000;

D.Lgs 28 luglio 2000, n. 254, recante: "Disposizioni correttive ed integrative del D.Lgs 19 giugno 1999, n. 229, per il potenziamento delle strutture per l'attività libero-professionale dei dirigenti sanitari", pubblicato sul supplemento ordinario n. 149/L alla Gazzetta Ufficiale, serie generale, n. 213 del 12 settembre 2000;

DPR 20 dicembre 1979, n. 761 "Stato giuridico del personale delle unità sanitarie locali"

D.P.R. 28.02.1980, n. 135 Istituzione del corso di laurea in odontoiatria e protesi dentaria presso la facoltà di medicina e chirurgia. (G.U. 16-04-1980, n. 104, Serie Generale)

Decreto del Presidente del Consiglio dei Ministri DPCM del 29 novembre 2001 "Definizione dei livelli essenziali di assistenza" (Lea) le cui norme sono cogenti in base all'articolo 54 della L. 289/2002

L. Costituzionale 18 ottobre 2001, n. 3, "Modifiche al titolo V della parte seconda della Costituzione" pubblicata nella *Gazzetta Ufficiale* n. 248 del 24 ottobre 2001

L. 12 Febbraio 1968, n. 132 (GU n. 068 del 12/03/1968) Enti Ospedalieri e Assistenza Ospedaliera. (pubblicata nella G.U. n.68 del 12 marzo 1968)

L. 23 dicembre 1978, n. 833, "Istituzione del servizio sanitario nazionale" (2) (1/circ). Aggiornamento alla GU 30/10/2001, 310. Sanità Pubblica. R) Servizio sanitario nazionale

L. 1980 382, Nuovo assetto della docenza universitaria, istituzione del ruolo dei ricercatori e piano di sviluppo. Disposizioni contenute nell'art. 10 della L. 29 febbraio 1980, n. 31

L. 24 Luglio 1985, n.409, Istituzione della professione sanitaria di odontoiatria e disposizioni relative al diritto di stabilimento ed alla libera prestazione di servizi da parte dei dentisti cittadini di Stati membri delle Comunità europee.

L. 25 febbraio 1992, n.210, "Indennizzo a favore dei soggetti danneggiati da complicanze di tipo irreversibile a causa di vaccinazioni obbligatorie, trasfusioni e somministrazione di emoderivati "(1/a) (1/circ).

L. 23 ottobre 1992, n. 421, Delega al Governo per la razionalizzazione e la revisione delle discipline in materia di sanità, di pubblico impiego, di previdenza e di finanza territoriale. G.U. 31 ottobre 1992, n.257, S.O. 118

L. 488/92 Agevolazioni a favore delle attività produttive nelle aree depresse. Aiuto di Stato/Italia. Aiuto 619/93

L. 4 luglio 2005, n.123. Norme per la protezione dei soggetti malati di celiachia). (Pubblicata nella G. U. 7 luglio 2005, n. 156)

L. 29 ottobre 2005, n.229, "Disposizioni in materia di indennizzo a favore dei soggetti danneggiati da complicanze di tipo irreversibile a causa di vaccinazioni obbligatorie".

L. 29 novembre 2007, n. 222, "Conversione in legge, con modificazioni, del decreto-legge 1° ottobre 2007, n. 159, recante interventi urgenti in materia economico-finanziaria, per lo sviluppo e l'equità sociale" Artt. 4,5: pubblicata nella *G.U*.n. 279 del 30 novembre 2007 - Suppl. Ordinario n. 249/L

L. 18 giugno 2009, n. 69, "Disposizioni per lo sviluppo economico, la semplificazione, la competitività nonché in materia di processo civile", pubblicata nella *Gazzetta Ufficiale* n. 140 del 19 giugno 2009 - Supplemento ordinario n. 95

L. 23 dicembre 2009, n. 191, "Disposizioni per la formazione del bilancio annuale e pluriennale dello Stato (L. finanziaria 2010)

L. 13 dicembre 2010 n. 220 "Disposizioni per la formazione del bilancio annuale e pluriennale dello Stato" (L. di stabilità 2011). Pubblicato in Gazzetta Ufficiale n. 297 del 21 dicembre 2010 - supplemento ordinario

L. 30 dicembre 2010, n. 240, "Norme in materia di organizzazione delle università, di personale accademico e reclutamento, nonchè delega al Governo per incentivare la qualità e l'efficienza del sistema universitario" pubblicata nella *G. U.* n. 10 del 14 gennaio 2011 - Suppl. Ordinario n. 11

L. 23 dicembre 2014 n.190, "Disposizioni per la formazione del bilancio annuale e pluriennale dello Stato" (L. di stabilità 2015). (14G00203) (GU Serie Generale n.300 del 29-12-2014 - Suppl. Ordinario n. 99)

Aldo Ferrara
Professore f.r. di Malattie Respiratorie già nelle Università di Milano e Siena, Executive Manager dell'European Research Group on Automotive Medicine (**ERGAM**)